CONTRIBUTION

A L'ÉTUDE DE

LA GREFFE DENTAIRE

PAR

G. BUGNOT,

D. E. D. P.

CHIRURGIEN-DENTISTE DES DISPENSAIRES
INSPECTEUR DES ÉCOLES.

Mémoire présenté à la SOCIÉTÉ DE MÉDECINE DE ROUEN,
le 12 avril 1886.

ROUEN

IMPRIMERIE JULIEN LECERF

1886

MÉMOIRE

sur

LA GREFFE DENTAIRE

————◆————

CONTRIBUTION

A L'ÉTUDE DE

LA GREFFE DENTAIRE

PAR

G. BUGNOT,

D. E. D. P.

CHIRURGIEN-DENTISTE DES DISPENSAIRES,
INSPECTEUR DES ÉCOLES.

Mémoire présenté à la SOCIÉTÉ DE MÉDECINE DE ROUEN,
le 12 avril 1886.

ROUEN

IMPRIMERIE JULIEN LECERF

1886

PRÉLIMINAIRES.

En abordant ce travail, nous ne nous sommes pas dissimulé les nombreuses difficultés qui surgiraient à chaque instant, quoique nous eussions été précédé dans cette étude par des auteurs du plus grand mérite.

Nous avons résumé, dans les travaux de ces expérimentateurs, les points encore nouveaux qui demandaient à être éclaircis ; aussi, dans les relations contemporaines, avons-nous insisté plus longuement, en donnant des observations *in extenso*.

Les réflexions dont nous les avons fait suivre indiquent nos tendances générales, qui sont précisées dans nos conclusions.

Nous devons dire toutefois qu'un grand nombre de cas de greffes dentaires a été suivi de succès, malgré l'oubli de précautions que nous jugions indispensables. Nous pensons que quelques-uns d'entre eux ont dû être de durée relative ; beaucoup ont été niés

Nous pensons même que le nombre de ces succès limités a dû être pour beaucoup dans l'abandon de la réimplantation et de la transplantation, jusqu'au jour où la résection intentionnelle des sommets radiculaires, et l'ouverture de fistules artificielles vinrent contrebalancer heureusement les chances d'insuccès.

Nous savons, en effet, que les dents sont tolérées souvent dans les maxillaires, malgré des obturations intempestives ou des traumatismes ayant occasionné la mortification de la pulpe, jusqu'au jour où, en quelques heures et sans motifs appréciables, des complications surgissent tout-à-coup et amènent l'expulsion de ces organes ou en nécessitent l'avulsion.

Nos expériences nous ont suggéré des moyens propres à

donner toute l'extension possible à la pratique de la greffe ; mais la complexité du sujet nous force à scinder notre étude en donnant seulement aujourd'hui une relation intitulée : *Contribution à l'étude de la Greffe dentaire.*

La deuxième partie, que nous comptons bientôt communiquer dans un prochain mémoire, se composera de l'ensemble de nos travaux actuellement en cours d'expériences; il sera publié sous le titre : *De la Culture des Dents.*

Il portera essentiellement :

1° Sur les moyens physiologiques d'entretenir indéfiniment la vitalité dans les organes dentaires avulsés et séparés de leurs alvéoles ;

2° Sur l'étude prophylactique des affections contagieuses inoculables par la greffe dentaire ;

3° Sur la régénération artificielle (1) d'une pulpe dentaire dans un milieu spécial ;

4° Sur la formation de toutes pièces d'alvéoles artificiels (2) ;

5° Sur la culture et le développement des follicules dentaires dans le milieu ci-dessus mentionné.

Nous serons heureux de profiter, dans la prochaine relation, des avis et observations que la critique nous fournira au sujet de celle-ci, qui contient bien des défauts et des lacunes, dus à notre faible expérience.

Notre présent travail est divisé en trois parties :

La première comprend la définition, l'historique et les réflexions qu'ils nous ont inspirés.

La deuxième contient les considérations générales sur l'en-

---

(1) Une observation toute récente d'une régénération pulpaire, à la suite d'une greffe de huit années, nous a montré ce que nous pouvons en attendre ; nous renonçons à continuer la troisième série d'expériences, dont la plus ancienne remonte à quatre mois.

(2) Depuis, nous avons vu que l'idée de notre quatrième série d'expériences a été conçue et conseillée par M. Magitot, qui dit toutefois ne l'avoir jamais pratiquée.

semble des conditions de réussite de la greffe dontaire, ainsi que les phénomènes consécutifs.

La troisième résume le mode opératoire, et nos conclusions.

Enfin, nous avons fait suivre immédiatement ces chapitres des opérations exécutées dans notre pratique, soit dans notre cabinet, soit aux dispensaires de la ville de Rouen.

Iʳᵉ PARTIE

DÉFINITION. — HISTORIQUE. — RÉFLEXIONS.

M. P. Bert dit, dans sa thèse inaugurale, qu'il y a greffe toutes les fois qu'une partie séparée du corps de l'animal est ensuite replacée en tel lieu, qu'elle continue à vivre comme si ses rapports nourriciers n'avaient en rien été interrompus.

Hunter a fait parcourir à la greffe dentaire des espaces considérables sur l'échelle zoologique, et ses expériences renouvelées par Cooper et Philipeaux sont pleinement confirmées. Le savant physiologiste s'exprime ainsi sur la transplantation des dents : « Ce qui met ma doctrine hors de doute, c'est que si l'on greffe une dent vivante sur une partie vivante, cette dent conserve sa vitalité. »

M. le docteur David (1) s'est beaucoup occupé de cette question, et après avoir appliqué *génériquement* à la restitution et à la transplantation le terme de *greffe dentaire*, en a donné la définition suivante : « La greffe dentaire consiste à faire revivre une dent qui a été complètement isolée de sa place normale. » Bien que la greffe des follicules ait donné, dans les essais de MM. Legros et Magitot, des résultats incomplets, nous en

______

(1) David : *Étude de la Greffe dentaire*, thèse; Paris, 1877. — *Comptes-rendus et Mémoires de la Société de Biologie*, 9 novembre 1878. — *Bulletin de l'Académie de Médecine*, 19 novembre 1878. — *Comptes-rendus des séances de l'Académie des Sciences*, 6 janvier 1879.—*De la Greffe dentaire, exposé et observations*; Paris, 1880.

devons tenir compte ; l'avenir peut réserver à de nouvelles tentatives une solution suffisante pour autoriser cette proposition : La greffe dentaire est caractérisée par la substitution d'un organe apte à remplir toutes les fonctions de celui qui a disparu.

A M. Magitot revient l'honneur d'avoir précisé les règles de la greffe dentaire et de l'avoir exécutée le plus souvent. Le bilan de sa pratique ne se composait pas moins de *cent dix-sept greffes par restitution* au commencement de 1882.

L'historique de la greffe dentaire se divise physiologiquement en deux grandes périodes : LA RESTITUTION et L'EMPRUNT.

Nous la croyons appelée à en franchir deux non moins importantes : L'ACQUISITION de dents conservées vivantes par culture, L'ACQUISITION de follicules développés par la culture ci-dessus mentionnée.

Au point de vue thérapeutique, trois époques se sont succédé : 1° la réimplantation pure et simple ; 2° la réimplantation avec résection radiculaire ; 3° la réimplantation avec résection radiculaire et drainage alvéolaire.

C'est de ces trois époques que nous allons nous occuper, afin de mettre en lumière les points qui nous sont propres.

PREMIÈRE ÉPOQUE.

RÉIMPLANTATION PURE ET SIMPLE.

On fait remonter à Hippocrate la connaissance de la greffe dentaire à propos des réductions de fractures intéressant le maxillaire inférieur et dans lesquelles les dents sont maintenues à l'aide de ligatures métalliques.

Nous voyons d'autre part (1) attribuer la transplantation des dents à Albucasis ; c'est à tort que Blandin a rattaché directement à la physiologie dentaire un fait qui n'intéressait que la prothèse :

« On les remplace aussi quelquefois (les dents tombées) par
» des morceaux d'os de bœuf que l'on taille en forme de dents

(1) Blandin : *Des dents*, thèse de concours, Paris, 1836.

» et que l'on pose à la place de celles qui sont tombées, et l'on
» s'en trouve bien. » (1).

Ces dents étaient maintenues dans la bouche à l'aide de
ligatures; on voit là qu'il s'agit non pas de greffes, mais d'application prothétique à l'usage de bouches séniles.

A. Paré rapporte le premier exemple authentique de
succès obtenus par la transplantation : « Un homme digne
d'être cru m'a affirmé qu'une princesse, ayant fait arracher
une dent, s'en fit remettre subit une autre, d'une sienne damoi-
selle, laquelle se reprint; et quelques temps après mâchait
dessus comme sur celle qu'elle avait fait arracher; cela ay-je ouy
dire, *mais je ne l'ai pas veu.* » (2).

Mouton (1744) décrit, dans son manuel opératoire, la transplantation et la restitution ; il cite même une observation de
réimplantation de dents incisives temporaires, suivie de
succès, sur un enfant de quatre ans.

L'Ecluse (1755) dit avoir pratiqué cette opération trois cents
fois sur des soldats des Flandres, et quatre-vingts sur de
pauvres gens. Il ne mentionne pas d'insuccès.

Bourdet (1757) publie quelques observations de réimplantation et de transplantation ; il décrit notamment la manière de
fixer artificiellement une couronne sur la racine avulsée avant
de remettre celle-ci en place ; toutefois, il ignore la résection
du sommet dans les cas de fistule ou d'abcès, dont il n'entrevoit
la guérison que par l'extraction définitive.

Cet auteur a cité deux observations de transplantation de
dents sèches, dont le succès était maintenu au bout de trois
ans et de cinq ans.

Il nous est impossible d'accepter, à titre de greffe, ces deux
observations; car dans ces cas, le maintien de la dent dans les
alvéoles est dû à un processus différent.

La tolérance de ces organes dans l'alvéole s'opère au même
titre que pour les chevilles d'ivoire enfoncées dans les os ; ils
sont destinés tôt ou tard à être résorbés par les ostéophytes alvéolaires. Leur présence peut être la cause d'accidents graves,

(1) Albucasis : *Chirurgie*, traduction Leclerc, Paris, 1861.

(2) *Œuvres complètes*, édition de Malgaigne (t. II).

et le nombre des réussites est très restreint eu égard aux expériences.

Jourdain (1) (1761) mentionne la transplantation qu'il a opérée avec succès.

Fauchard (1786) relate cinq observations sur les dents remises dans leur même alvéole, ou transplantées dans une bouche étrangère. Sa cinquième observation est intéressante pour notre sujet, aussi l'avons-nous résumée :

« 1715. Transplantation d'une canine supérieure gauche, à la place d'une dent homologue très-gatée. La dent nouvelle étant trop épaisse de couronne a été limée sur la face postérieure jusqu'à découvrir la cavité pulpaire.

» Quinze jours après, la dent est solide dans l'alvéole.

» Une tentative d'obturation de la cavité découverte cause de telles douleurs qu'on la déplombe le lendemain, ce qui fait cesser la souffrance immédiatement.

» La dent non obturée a duré six années, puis s'est rompue par suite des récidives de la carie. »

Nous n'ajoutons qu'un mot : De toutes les observations précédentes, c'est la seule qui mentionne un accident; il est dû, sans conteste, à la présence de la pulpe que l'auteur veut enfermer par une obturation irrationnelle; si l'excision pulpaire avait précédé la réimplantation, ce phénomène était irréalisable.

John Hunter (1771), dans son traité des dents, s'occupe de la greffe; il détaille ses observations et sa façon d'opérer.

Nous lui reprocherons, comme à Bourdet, d'assimiler à la greffe des phénomènes qui ne s'y rattachent pas; telle, la réimplantation des dents soumises préalablement à l'action de l'eau bouillante.

Th. Bell critique vivement ce *modus faciendi*, qui, du reste, ajoute-t-il, n'a été recommandé par Hunter que d'après des idées théoriques.

Jusqu'ici les partisans de la greffe ont proclamé des succès; mais Dionis (1707), Portal (1767), Fox, se déclarent ses adversaires, et Bell, l'annotateur même de Hunter, affirme, en ces termes, que la greffe est irréalisable :

« La transplantation des dents d'une personne à une autre

<hr>

(1) Jourdain : *Réflexions sur l'art du Dentiste*, Paris 1761.

» a été proposée, je crois, pour la première fois, par Hunter,
» sous la direction duquel elle a été souvent pratiquée. Si le
» résultat de toutes les opérations de cette nature qu'il a fait
» faire lui eût été connu, il est probable qu'il n'eût point pré-
» conisé une telle pratique.

» *Je ne pense pas qu'il existe un seul cas où elle ait eu un*
» *succès complet*, et souvent elle a été suivie d'accidents
» fâcheux.

» Fox, dans un excellent ouvrage sur les dents, la condamne
» fortement; il a probablement prévenu beaucoup de douleurs
» et de maladies en faisant connaître *son insuccès constant* et
» ses résultats quelquefois funestes. La dent, désignée par Fox
» comme ayant été soumise à cette opération, est maintenant
» dans la collection anatomique de l'hôpital de Guy; sa racine
» est profondément corrodée par l'absorption. »

Nous croyons que si la réimplantation fut abandonnée, c'est
moins à l'influence des critiques, quelque autorisées qu'elles
pussent être, qu'aux échecs nombreux auxquels elle fut en
butte.

En effet, nous ne devons pas oublier que la réimplantation
suppose à la fois la racine et l'alvéole malade, et ce n'était pas
une tâche peu ardue que de mener à bien cette opération,
en laissant à la fois des sommets dénudés (la résection n'étant
pas appliquée) et des foyers de septicémie dans la cavité
pulpaire.

DEUXIÈME ÉPOQUE.

RÉIMPLANTATION AVEC RÉSECTION RADICULAIRE.

Delabarre (1820) pratique la première tentative de réimplantation avec résection du sommet radiculaire.

Alquié, de Montpellier (1853), répète cette opération avec un
plein succès.

M. P. Bert (1863), quoique n'ayant pas pratiqué lui-même la
greffe dentaire, cite dans sa thèse la greffe de Baronio, qui
aurait, paraît-il, constaté la reprise du périoste et de la pulpe
par injection sur le cadavre.

Nous croyons cette relation apocryphe, l'auteur n'expliquant pas par quel concours de circonstances merveilleuses il aurait été amené à injecter une dent dans ces conditions.

Du reste, M. Bert ne semble pas attacher une foi bien vive aux assertions de Baronio, réfutées ailleurs par Goyer.

Plus loin, M. Bert s'exprime en ces termes : « *Au reste,* » *comme en fait d'exploits de l'art dentaire on ne saurait,* » *paraît-il, être trop exigeant* (1), je suis heureux de pou- » voir citer, tout au long, une observation fort intéressante que » je dois à l'obligeance de mon ami, M. le Docteur Magitot, dont » on connaît les excellents travaux sur le système dentaire. »

Nous ne pouvons mieux faire que de la reproduire *in extenso;* nous soulignons les contradictions qu'elle nous paraît renfermer, et qui doivent nous servir à établir la nécessité d'exciser la pulpe avant la greffe.

« Je dois à mon ami, M. le Docteur Magitot, communication d'une observation fort intéressante : il s'agit de l'avulsion complète d'une incisive d'enfant, de sa remise en place trois heures après l'accident, et de sa reprise parfaite, attestée par *sa translucidité* persistante.

» Les faits de cet ordre sont connus, et les auteurs en rapportent un certain nombre; mais il n'en est guère qui *présentent le caractère de précision scientifique* qu'on remarquera dans la narration suivante :

» Le 8 juin 1859, Mme de L..., âgée de dix ans, jouant dans un jardin, est projetée violemment en avant contre les dalles d'un perron. Lorsqu'au bout de quelques minutes on relève l'enfant évanouie, on s'aperçoit que, par suite de la rencontre sur l'angle d'une marche de la lèvre supérieure, celle-ci a été violemment contusionnée, et présente, en outre, à sa face postérieure une plaie verticale donnant lieu à une hémorragie assez abondante. En même temps, on reconnaît qu'une des dents incisives médiane gauche manque dans la bouche, et que les trois autres sont plus ou moins luxées et rejetées en arrière. On fait des recherches, au sujet de la dent absente, et on la

(1) La partialité excessive que témoigne M. Bert, à l'égard des dentistes (en 1863), semble s'être bien modifiée depuis cette époque, du moins vis-à-vis des élèves de l'École dentaire de Paris. (Voir son discours à la Rentrée de 1883, qu'il présidait.)

retrouve dans le sable, au pied du perron. Cet accident se passait à dix heures du matin, à cinq lieues de Paris. On décida aussitôt que l'enfant serait conduite à Paris, et on me l'amena en effet.

» Au moment de mon examen, trois heures se sont écoulées depuis l'accident. La lèvre supérieure présente une tuméfaction considérable, et offre à l'intérieur, vers la ligne médiane, une plaie verticale d'environ un centimètre et demi de longueur, plaie résultant de la contusion de la lèvre sur les couronnes des dents incisives ; une large ecchymose se rencontre sur la joue gauche, au voisinage de l'aile du nez.

» La bouche est encore encombrée de caillots de sang ; la portion antérieure du bord alvéolaire présente une désorganisation complète ; l'incisive médiane droite et les deux latérales sont refoulées en arrière et pendent en réalité dans la bouche, n'offrant plus que de faibles adhérences aux maxillaires et à la gencive, qui est déchirée et tuméfiée.

» Ces trois dents ne présentent pas de fracture, si ce n'est toutefois l'incisive médiane, dont l'angle interne de la couronne a été brisée.

» L'incisive médiane gauche a été conservée dans un mouchoir et m'est alors présentée. Elle a été complètement luxée sans aucune fracture et sans avoir entraîné de parties molles ; elle est couverte de sable, mais ne paraît avoir perdu que très-peu de sa couleur et de sa transparence.

» Dans le désir de tenter le rétablissement à leur position première de toutes les parties, les dents renversées dans la bouche sont ramenées doucement en avant ; l'alvéole de la dent absente est lavé avec soin et débarrassé des caillots qui l'emplissent ; puis la dent, lavée elle-même, est replacée. Alors un bandage en 8 de chiffre, fait de soie plate cirée et noué à chaque interstice dentaire, maintient l'une à l'autre les quatre incisives rétablies.

» Gargarismes permanents avec de l'eau glacée et compresses froides sur la face, alimentation liquide.

» Le 10 juin, après quelques accidents généraux, l'état local s'est notablement amélioré. La lèvre est un peu dégonflée et les dents paraissent avoir repris quelque solidité ; aucun phénomène phlegmasique du côté des gencives.

» Pendant les jours suivants, l'amélioration continue.

» Enfin, le 28 juin, le bandage, qui s'est spontanément détaché sur un point, est retiré. Les dents présentent alors une solidité suffisante et sont abandonnées à elles-mêmes.

» Un mois après, le 26 juillet, la consolidation est complète ; seulement, l'incisive médiane gauche, *celle qui a été complètement détachée, présente une coloration grisâtre générale, et l'on trouve sur le point de la gencive correspondant à sa racine un étroit orifice fistuleux, suite d'un petit abcès survenu les jours précédents.*

» Le 20 novembre 1861, c'est-à-dire deux années et demie après l'accident, les dents sont solidement implantées dans la mâchoire à leur position normale ; *l'orifice fistuleux, après avoir persisté pendant plusieurs mois*, s'est depuis longtemps fermé ; on ne remarque point de modifications d'aspect *et de coloration sur aucune de ces dents*, et le résultat est absolument complet, si ce n'est toutefois la légère difformité qui résulte de la fracture de l'angle interne de l'incisive médiane droite. »

La perspicacité de M. Bert a été mise, on le voit, en défaut, et il a enregistré la reprise parfaite et la translucidité d'une dent qui, par son changement de coloration et sa fistule consécutive, possédait les signes pathognomoniques de mortification pulpaire.

Au dernier moment, nous venons d'acquérir une nouvelle preuve de notre argumentation à propos de l'observation ci-dessus ; en effet, nous lisons, dans le *Dictionnaire encyclopédique*, art. DENT (Pathologie, page 214), un détail qui paraît absolument se rattacher à la relation :

« C'est ainsi que nous avons publié naguère des faits de réduction de luxation complète datant de deux heures, de quatre heures même, avec réparation complète et définitive (voy. thèse de P. Bert, *la Greffe animale*, Paris, 1863, n° 118), et notre mémoire sur deux cas de réimplantation des dents (*Archives générales de Médecine*, 1865, t. I, p. 544).

» Dans l'un de ces cas, toutefois, l'accident signalé plus haut de la gangrène de la pulpe n'a pu être évité, en raison de l'époque tardive de la réimplantation d'une incisive supérieure (4 heures), et aussi de la fracture assez étendue d'un angle de cette dent. »

M. Magitot (1865) publie une note sur deux réimplantations dentaires ; l'auteur ajoute :

« Les difficultés qu'on rencontre dans les tentatives de r s-
» tauration de dents saines ne sont pas faites pour nous
» enlever l'incrédulité que nous inspire la relation de cas de
» réimplantation de dents cariées. »

Toutefois, les observations publiées par Coleman et Lyons, de Londres (1870), le succès obtenu par M. Pietkiewicz en 1874 (1), devaient modifier l'opinion de M. Magitot, qui commence ses expériences de réimplantations précédées de résection radiculaire en 1875 ; trois observations sont publiées en 1876. A cet auteur revient l'honneur d'avoir précisé les règles de cette opération et de l'avoir classée méthodiquement.

Nous donnons ici le tableau que nous avons relevé dans le *Dictionnaire des Sciences médicales* :

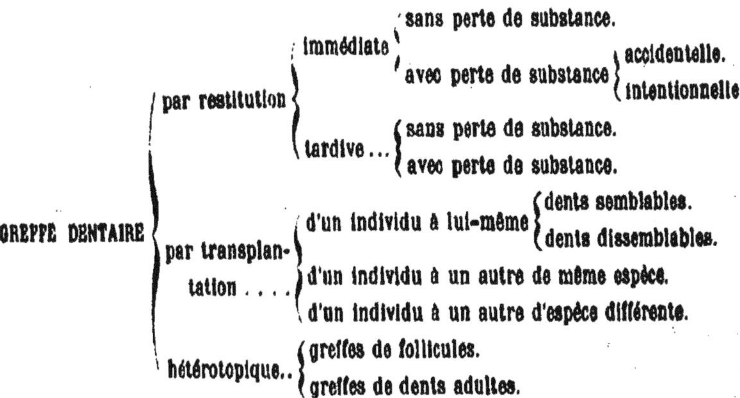

Les subdivisions variées s'appliquant aux différents cas sont subtiles, aussi sommes-nous étonnés de n'y voir *pas figurer la pulpe.*

(1) Voyez Pietkiewicz : *De la Périostite alvéolo-dentaire*, thèse, Paris, 1876, p. 109.

2

TROISIÈME ÉPOQUE.

RÉIMPLANTATION AVEC RÉSECTION RADICULAIRE ET DRAINAGE ALVÉOLAIRE.

M. Magitot, tout en restant dans l'expectation en ce qui touche la pulpe, trouve néanmoins un heureux dérivatif dans la fistule artificielle ou drainage.

Il ouvre ainsi une sortie aux produits septiques contenus dans le canal radiculaire et aux produits inflammatoires élaborés par l'alvéole.

Sur trente greffes, vingt-sept fois le drainage est pratiqué avec succès. Les trois derniers cas sur lesquels la fistule n'a pas été pratiquée sont suivis d'insuccès (1).

Là encore, nous croyons que l'excision pulpaire remplacerait souvent avec avantage la fistule qui amène dans la bouche une suppuration prolongée.

M. Pietkiewicz (1876) signale dans sa thèse inaugurale la résection radiculaire, suivie de réimplantation, comme moyen thérapeutique de la périostite chronique, et communique, en 1878, à la Société de Biologie, une observation de greffe hétérotopique dont nous aurons lieu de reparler.

M. David (1877) divise la greffe en deux catégories : la première, *greffes par restitution*, comprenant la réimplantation ; la deuxième, *greffes d'emprunt*, se subdivisant en transplantation et transposition.

Pour la première fois, nous voyons constater d'une manière authentique sur l'homme, la reprise des connexions pulpaires, car l'observation de Baronio, citée dans la thèse de P. Bert, nous semble apocryphe comme la plupart de ses relations.

M. David détermine dans sa communication à la Société de Biologie les conditions de reprise pulpaire, sous ce titre : *Du sort de la pulpe dans les opérations de greffe dentaire.*

L'excision n'est pas proposée cependant ; M. David trouve-t-il qu'il y ait bénéfice évident pour l'organe à ce que la pulpe ait

___

(1) David : *Etude de la Greffe dentaire*, thèse, Paris, 1877.

repris ses connexions ? — Nous ne voyons cependant qu'un seul cas où cette reprise doive être tentée, c'est à la suite du traumatisme survenant à l'âge où le développement des racines n'est pas atteint.

M. Redier, de Lille (1880), cite des cas de greffe dont le succès est considérable.

M. Notta, de Lisieux (1880), publie un cas de fistule guérie par la résection du sommet.

MM. Poinsot (1881) et Lewett (1885), professeurs à l'Ecole dentaire de Paris (1), citent aussi des cas de greffe employée comme moyen thérapeutique ; mais dans ces cas le traitement ordinaire avait été insuffisant, et la relation, quoique très-bien détaillée, n'insiste pas sur la conduite générale à tenir dans cette variété, non plus que dans la transplantation.

M. Brasseur (1886) consacre un paragraphe dans l'article « Dent », de l'*Encyclopédie internationale de Chirurgie*, à la greffe thérapeutique, de M. Andrieux.

Sans qu'il y soit question de la pulpe dentaire, il s'élève toutefois contre les pertes de substances qu'on peut pratiquer sur les racines ; en cela nous sommes complètement de son avis, mais nous ne pensons pas que la raison soit suffisante pour déterminer l'abandon de la greffe, et nous avons décrit dans notre Manuel opératoire le procédé que nous proposons pour respecter le périoste radiculaire.

Un peu plus loin, l'auteur parle de la *greffe prothétique* (2).

Nous trouvons dans cette expression une antonymie flagrante.

Le mot greffe emprunté au vocabulaire de l'arboriculture a été transporté dans le langage chirurgical avec sa même valeur. Il désigne essentiellement les manifestations vitales également propres à la partie qui reçoit la greffe et au *scion*.

La prothèse est une chose inanimée, artificielle, incapable en un mot de participer aux mêmes usages que la partie retranchée, en ce qui touche les connexions nourricières et l'évolution physiologique.

---

(1) Voyez l'*Odontologie*, juillet 1881 et février 1885.

(2) Ces termes peu précis donnent quelquefois lieu à une extension malheureuse ; c'est ainsi que nous avons vu la réclame annoncer, sous ce titre pompeux, la pose de simples dents à pivot.

Nous concluons donc que ce terme imagé est impropre, puisqu'une des deux expressions qu'il renferme annihile l'autre, et qu'il doit être rejeté du langage scientifique.

Nous ne nous étendrons pas davantage sur les relations de greffe dentaire qui pourraient être multipliées à l'infini.

Nous résumerons en deux points les lacunes qui nous paraissent exister dans tous ces ouvrages :

1° La pulpe envisagée seulement au point de vue de sa reprise ou non reprise, n'a été l'objet d'aucune indication thérapeutique, soit dans la restitution (1), soit dans la transplantation ;

2° Le tissu alvéolo-dentaire est encore considéré actuellement comme un élément qu'on peut indifféremment supprimer ou garder, suivant les dimensions de l'alvéole.

Les relations les plus récentes offrent cette particularité qu'une fistule artificielle a été pratiquée et maintenue pour laisser s'échapper au dehors les produits septiques enfermés dans les canaux dentaires ; *mais nulle part nous ne voyons proposer purement et simplement l'ablation de la pulpe avant toute greffe.*

Nous pensons fournir : 1° en cessant l'expectation relative à la pulpe ou à ses débris ; 2° en proposant l'obturation consécutive des canaux ; 3° en respectant le tissu alvéolo-dentaire aux dépens de l'alvéole, une QUATRIÈME ÉPOQUE : *Réimplantation avec résection radiculaire, drainage, excision pulpaire, obturation des canaux et résection circulaire de l'alvéole.*

Notre deuxième partie va montrer, dans chaque division, l'importance que nous attachons au rôle de ces facteurs.

---

(1) M. Leudet veut bien nous communiquer une observation inédite de restitution d'incisive latérale supérieure, exécutée sur feu son père, M. le Docteur Leudet ; cette greffe n'a subi des accidents dûs à la présence irrationnelle de la pulpe qu'au bout de vingt années, et qui ont nécessité une nouvelle avulsion.

Le caractère authentique de cette observation d'un docteur sur lui-même vient corroborer ce que nous disions plus haut, relativement à la tolérance de l'organisme en présence de dents renfermant des pulpes mortifiées.

IIᵉ PARTIE.

EXPOSÉ GÉNÉRAL DES CONDITIONS DE RÉUSSITE.

Nous avons adopté d'une façon mixte dans notre travail la division et le classement des conditions de réussite employés par M. Bert et M. G. Martin, en ajoutant ce que nos expériences nous ont appris. Nous envisagerons donc d'abord : 1° les conditions de réussite de la greffe ; 2° les phénomènes consécutifs à la greffe. Réunissant l'ensemble des conditions de réussite, nous examinerons : A, la nature de la greffe ; B, sa durée de survie ; C, l'âge du prêteur ; D, son état de santé ; E, son rang zoologique.

Nous subdiviserons les conditions de réussite déterminées par la nature de la greffe en : 1° la partie à greffer ; 2° la partie qui doit recevoir la greffe ; 3° la partie qui fournit la greffe ; 4° les influences extérieures.

CONDITIONS DE RÉUSSITE DE LA GREFFE.

A. — NATURE DE LA GREFFE.

Comme nous venons de le voir par l'exposé qui précède, la greffe dentaire, lorsqu'on la veut totale, est essentiellement complexe ; car on se propose à la fois la reprise des connexions fibreuses entre la racine et l'alvéole et la réunion des deux tronçons vasculo-nerveux dont l'un est logé au fond l'alvéole, l'autre dans le canal radiculaire.

Disons tout de suite que cette dernière réunion ne doit être tentée que dans les cas de traumatisme récents, et que l'insuccès est certain si la dent a subi d'autre part, une carie pénétrante. Même dans les cas les plus favorables (1), la reprise de ces tronçons est incertaine. Le cordon vasculo-nerveux, ne dépasse l'apex radiculaire qu'à la période adolescente, et d'un autre côté, le tronçon alvéolo-dentaire est sollicité à remonter après l'avulsion près de la branche maxillaire.

Nous avons constaté sur deux greffes hétéroplastiques que nous avons eu l'occasion de rencontrer dans notre pratique, la coloration spéciale de la dent due à la dévitalisation de la pulpe ; ainsi que des orifices de fistules vestibulaires anciennes et refermées, ou encore en pleine activité.

Ces signes pathognomoniques sont identiques à ceux qui résultent des obturations intempestives.

1° PARTIE A GREFFER.

La partie à greffer, dans le sujet qui nous occupe, est simple ou complexe, suivant la variété que l'on se propose d'exécuter.

Elle se compose de tissus différents, dont nous allons rappeler les fonctions ; trois tissus durs : l'émail, la dentine, le cément ; deux tissus mous : la pulpe et le tissu alvéolo-dentaire.

Tissus durs.

L'émail et sa cuticule, forment le capuchon de la couronne dentaire, et ne participent en aucune façon à la réunion, aussi ne les citons-nous que pour mémoire.

La dentine, moins dense que l'émail, est sillonnée d'une multitude de canalicules, renfermant les prolongements pulpaires (fibrilles de Tomes) (2) ; ils s'oblitèrent avec l'âge par la production continue d'éléments secondaires élaborés par la pulpe,

---

(1) *Voir l'observation de Greffe*, de Magitot, citée dans notre historique.

(2) Tomes : *Chirurgie dentaire*, trad. Darin, Paris, 1848.

aux dépens de celle-ci. Les canalicules, d'après Magitot (1), ne sont pas en communication avec les ostéoplastes cémentaires.

Sous l'influence de la carie, la production de dentine secondaire est notablement augmentée (cône de résistance); malheureusement la décalcification est plus rapide que la réparation, est dans la plupart des cas, la carie sèche est pénétrée sur un point et laisse la pulpe à découvert.

De là, les complications connues (crises odontalgiques, phlegmons, kystes, etc.). Enfin, pour nous résumer, la dentine, qu'elle soit pourvue ou non de pulpe, peut être le siège des phénomènes qui caractérisent la carie dentaire.

Le cément sert de transition entre la dentine et le tissu alvéolo-dentaire; la genèse du cément est encore pleine d'obscurités; du reste notre travail déjà si complexe, ne nous permet pas de nous arrêter sur l'histologie de ses éléments.

Notons toutefois, que, mince chez l'enfant, il croît en épaisseur aux dépens de la face interne du tissu alvéolo-dentaire, avec lequel il est en communication constante.

L'état pathologique, ou certaines diathèses, modifient singulièrement ce tissu, qui même dans son hypertrophie, ne se soude jamais avec l'alvéole malgré la similitude de leurs caractères morphologiques.

Cette remarquable inaptitude au cal cesse cependant, si la lame de tissu alvéolo-dentaire vient à être détruite mécaniquement, et que le cément soit en contact direct avec l'alvéole (2).

Tissus mous.

La pulpe (papille dentaire de l'embryon) est logée dans la cavité de la dentine; cet organe éminemment vasculaire part des troncs primitifs de la maxillaire, et vient aboutir à la dent par un canal situé au fond de l'alvéole.

Son rôle est de fournir à la dentine des éléments réparateurs en même temps qu'une innervation sensitive. Chez certains animaux, dont les dents s'accroissent d'une manière continue

(1) Magitot : *Etude sur le développement et la structure des dents humaines*, th., Paris, 1857.

(2) Bourdet : *l'Art du Dentiste*, obs. III.

(rongeurs), la pulpe fournit les matériaux nécessaires à la réparation de l'usure résultant de la mastication (1).

Chez l'homme, c'est à l'intérieur de la dent, aux dépens des canalicules et de la cavité pulpaire, que s'opère cette production osseuse.

Nous insistons ici sur ce processus physiologique afin d'établir le peu d'importance qui résulte d'une reprise de la pulpe, eu égard à la greffe dentaire, puisque même dans ce cas, la dent n'en recueille pas l'immunité de la carie.

Ajoutons que l'inflammation de la pulpe, avec toutes ses conséquences, est imminente à la suite de carie, traumatismes, influences thermométriques considérables; aussi bien, avons-nous résolu de l'exciser dans toutes nos greffes.

Le doute de sa reprise devait faire pencher en faveur de la négative; et la conviction que nous possédons des insuccès notoires dus aux tentatives de greffes pulpaires, le résultat intime qu'elle donne en cas de réussite, autorisent notre procédé opératoire.

Le tissu alvéolo-dentaire est l'agent principal de la greffe; il a reçu différents noms : membrane ou périoste dentaire, péridentaire, alvéolaire, intra-alvéolaire ou alvéolo-dentaire; chacun de ces termes a été l'objet de critiques, aussi l'appelons nous *tissu alvéolo-dentaire*, appellation qui ne préjuge rien, et se dégage de toutes les théories ou hypothèses.

Des discussions toutes récentes viennent contester que ce feuillet membraneux soit un véritable périoste, et l'on voudrait le considérer comme simple ligament.

Disons qu'il se rapproche par plusieurs caractères physiques de la constitution du périoste osseux, surtout sur la face profonde, en contact avec le cément, et qu'il s'en éloigne par l'absence d'éléments élastiques, et le grand nombre de ses filets nerveux faciles à observer sur la face superficielle, en contact direct avec la paroi alvéolaire.

Est-il simple ou double ? Cette question est résolue différemment suivant les auteurs.

Bon nombre admettent la bimanilarité de ce tissu ou sa

(1) Oudet : *Odontogénie* (extrait du *Bulletin de l'Académie de Médecine*, tome XX).

division en deux lames pendant l'avulsion (1). M. David, en 1877 (2), dit que sur une coupe perpendiculaire à l'axe de l'alvéole, et comprenant l'os et la dent en place, on n'aperçoit qu'une seule lame de périoste entre la racine et la paroi alvéolaire.

En 1880, le même auteur conclut à la suite d'expériences que le périoste alvéolo-dentaire se divise en deux lames adhérentes, l'une à l'os maxillaire, l'autre à la racine dentaire.

Notre pratique, jusqu'ici, ne nous a permis de voir qu'une seule lame de tissu, sa disparition sur un point de la racine coïncidant avec sa présence sur le point alvéolaire correspondant.

Disons que les communications (3) de MM. Malassez, Aguilhon et David paraissent quelque peu entachées d'exclusivisme, en refusant d'admettre un périoste propre à la dent et de considérer celui-ci comme un ligament

Nous ne voulons pas quitter ce sujet sans hasarder une observation que le cadre de notre travail ne nous permet pas de développer, et que du reste il nous serait impossible de prouver actuellement par des préparations micrographiques.

Dans la genèse folliculaire, on constate la présence d'une double enveloppe :

L'enveloppe externe ou sac qui plus tard s'étend sur la racine pour devenir le périoste dentaire ;

L'enveloppe interne, appelée par Oudet (4) membrane *caduque*, s'atrophie et disparaît suivant cet auteur, ou s'unit au sac externe, d'après Magitot (5), aussitôt que l'émail est formé.

Or, si nous rapprochons ces documents des relations des auteurs cités plus haut, ne peut-on admettre que le sac externe forme le ligament suspenseur qui maintient la dent immobile, quelles que soient les tractions ou pressions qu'elle subisse

---

(1) Spence Bate, cité par Pietkiewicz : *De la Périostite alvéolo-dentaire*, thèse, Paris 1876. — Mitscerlisch, cité par David : *Journal de Thérapeutique*, mai 1880.

(2) David : thèse de Paris 1877.

(3) Voy. notre Index Bibliographique.

(4) Oudet : *Dictionnaire en 30 volumes*.

(5) Magitot : thèse de Paris 1857.

dans l'acte masticatoire, tandis que la couche sous-jacente forme le périoste propre de la racine.

On sait du reste que l'élaboration du cément se fait graduellement aux dépens du côté interne du tissu alvéolo-dentaire.

La nature du tissu, quel qu'il soit, comporte toutes les aptitudes à la greffe : c'est la conclusion la plus utile que nous puissions présenter.

Dans toutes nos greffes, nous avons compté sur ce seul tissu, et pas plus que nos opérés, nous n'avons eu à nous plaindre de n'avoir pas compliqué le problème par une tentative incertaine de greffe pulpaire.

Après ce que nous venons de dire, il est facile de voir que nous réservons toutes nos préférences à la greffe périostique, qui du reste, dans la pratique, est presque la seule que nous ayons à effectuer.

Si l'on veut bien écarter les rares traumatismes, avulsions involontaires, caries inaccessibles, etc., acquis par des sujets jeunes, on remarquera que la greffe est employée comme moyen thérapeutique en dernier ressort, qu'elle procède de l'autoplastie ou de l'hétéroplastie. Dans ces cas, un fait reste acquis : c'est que les phénomènes morbides inhérents à la portion radiculaire ont un retentissement du côté de l'alvéole, dont le tronçon vasculo-nerveux est gangrené ou disparu au même titre que dans la racine ; et qu'il est impossible d'en tenter la réunion dans la greffe par restitution, puisqu'un des tronçons n'existe pas, et téméraire dans la greffe par acquisition, puisque rien ne décèle l'état du tronçon vasculo-nerveux alvéolaire.

On s'exposerait donc à provoquer l'élimination de la greffe ou tout au moins des fistules intarissables avec leurs conséquences.

En un mot, nous signalons, d'une part, l'inconvénient de tenter une reprise de la pulpe en faisant abstraction, toutefois, des cas de traumatismes sans lésions antérieures acquis par des sujets adolescents ; d'autre part, l'inconvénient de mutiler le tissu alvéolo-dentaire aux dépens de l'alvéole. Nous préférons exciser la pulpe préalablement à toute greffe, obturer le canal radiculaire et fraiser l'alvéole en respectant le tissu alvéolo-dentaire, les parties d'alvéole frappées d'ostéite étant condamnées à s'exfolier, et par cela même nuire au succès de l'opération.

En ce qui regarde le tissu alvéolo-dentaire, nous pensons, contrairement à M. David (1), que l'intégrité du périoste sur la racine est absolument nécessaire au cas spécial de greffe dentaire, non que la réunion osseuse du cément et de l'alvéole ne puisse s'effectuer, mais bien parce que cette réunion peut être, en l'espèce, cause de désordres ultérieurs, si la récidive de l'affection entraînait une nouvelle avulsion.

2° Partie qui doit recevoir la Greffe.

Elle est composée rationnellement de l'alvéole, de la gencive et du cordon vasculo-nerveux. Nous n'avons pu distinguer de périoste propre tapissant ses parois, que quelques lambeaux dans des cas pathologiques ; encore ces lambeaux n'étaient-ils pas un dédoublement du tissu, puisque sur la région radiculaire correspondante la dénudation était visible. La genèse folliculaire s'oppose à cette division puisque la réunion des deux enveloppes externe et interne a lieu après l'évolution des cellules de l'émail.

Le cordon n'existe généralement pas ; par suite de modifications morbides survenues dans l'alvéole, son canal peut être, même dans ce cas, oblitéré par les phénomènes particuliers à l'ostéite.

Il peut aussi, par la rétraction propre à tout tissu sectionné, être remonté jusqu'à la branche principale, ne laissant aucune prolifération dans le court passage qui le conduit au foramen radiculaire.

La trépanation maxillaire peut créer un alvéole artificiel, sans communication avec la branche qui fournit la circulation et l'innervation à l'intérieur des dents.

Les dimensions de la partie qui doit recevoir la greffe sont déterminées, soit par la racine incluse dans l'alvéole primitif, soit par un forage approprié.

Nous pensons que dans bien des cas il est facile de modifier les proportions de la partie qui doit recevoir la greffe ; si l'al-

(1) *De la Greffe dentaire (Journal de Thérapeutique*, 1880).

véole est trop étroit, il peut être dilaté ou agrandi à l'aide d'un trépan approprié.

La compression à l'aide d'appareils spéciaux est applicable quand la dimension n'est pas trop exagérée ; mais quand même cette différence serait très-grande, nous avons trouvé un stratagème physiologique pour remplir les solutions de continuité étendues, que nous développerons dans un prochain mémoire quand nos expériences auront acquis la valeur que donne le temps écoulé.

L'alvéole est non-seulement sujet aux modifications entraînées par les causes locales, telles que fractures pendant l'extraction, ostéites consécutives à la mortification de la pulpe et à la périostite ; mais certaines diathèses (diabète, uricémie, ostéopériostite) ont une action spéciale sur ce tissu, action à peu près identique dans ses résultats à celle de la sénilité.

3° Partie qui fournit la Greffe.

C'est l'un des maxillaires qui fournit primitivement la greffe, et nous ne pourrions répéter ici que ce que nous avons dit pour la partie qui doit la recevoir, savoir, qu'elle doit être exempte de manifestations morbides lorsqu'il s'agit d'acquisition.

Dans la restitution, il est rare (la greffe étant employée comme moyen suprême) que l'alvéole ne soit pas pathologique ; dans ce cas, il doit être traité comme il est dit dans notre mode opératoire, c'est-à-dire agrandi et débarrassé par excision des parties malades dont l'examen de la racine décèle l'existence.

Disons, toutefois, qu'il n'est pas absolument nécessaire que la dent sorte précisément du maxillaire au moment de la greffe définitive, pourvu qu'on soit certain des aptitudes vitales de l'organe.

On sait que les propriétés ostéogéniques du périoste diminuent en raison des irritations successives qui amènent sa transformation osseuse, mais que les propriétés cicatricielles ne sont pas anéanties par plusieurs greffes successives. (1)

Le tissu alvéolo-dentaire possède ces dernières ; j'en ai fait

______

(1) Ollier : *De la Régénération des os.*

plusieurs expériences concluantes chez les animaux. L'observation de M. David (une même dent réimplantée deux fois sur l'homme) a donné des résultats identiques. (1)

L'observation de ces faits nous a amené à tenter une culture de dents adultes prises sur l'homme ou sur les animaux, qui jusqu'ici a pleinement réussi.

4° Influences extérieures.

Les influences extérieures peuvent faire échouer une greffe ayant donné déjà des adhérences partielles.

Nous citerons d'abord le traumatisme ; il existe souvent une différence assez sensible dans l'épaisseur ou la dimension des couronnes de dents greffées pour que l'occlusion de la bouche cause sur l'organe une pression tendant à son déplacement continuel.

L'irritation ainsi produite peut déterminer une inflammation dont le résultat sera l'expulsion de la greffe.

La mastication, si la dent n'est pas immobilisée par un appareil, peut produire le même résultat.

L'influence néfaste du mouvement, constatée sur le développement des embryons, est aussi tangible pour les opérations où les cellules génésiques sont mises à contribution dans la régénération d'une partie entée. (2)

Le climat, la température, paraissent précieux pour la réussite de ces opérations. La rhinoplastie dans l'Inde, les succès sans nombre obtenus en Italie, semblent conclure en faveur d'une chaleur tempérée. M. Martin a observé ces faits et a même noté les saisons qui lui paraissaient propices au succès.

Le traitement approprié suivi exactement sans écart de régime aide au résultat définitif.

Nous pensons, au contraire, que des traitements empiriques sur les parties affrontées, comme nous en avons pu constater, engendrent une inflammation capable d'enrayer la reprise des connexions.

Enfin, des écarts de régime dans les jours qui suivent la

(1) Comptes-rendus des séances de l'Académie des Sciences, 6 janvier 1873.
(2) *De l'influence du mouvement et du repos dans les phénomènes de la vie.* — A. Horwath (de Kief), Biologie, 26 janvier 1878.

greffe, peuvent compromettre ou tout au moins ajourner le succès. (1)

B. — DURÉE DE SURVIE.

La durée de survie est susceptible de différences énormes, selon que la partie à greffer est isolée ou reste sur le cadavre. La température, l'état hygrométrique et les rayons lumineux jouent un rôle prépondérant dans la durée des phénomènes vitaux.

Aucune manière certaine de constater la mort d'un tissu n'étant encore connue, l'expérimentation seule de sa reviviscence pouvait fournir des conclusions.

Ces conclusions peuvent encore rester hypothétiques dans ce cas, car si la greffe échoue pour d'autres causes, l'expérimentateur peut être trompé par les apparences, et attribuer l'échec à la mort du tissu. Ollier a fait des greffes de périoste sur les lapins après vingt-cinq heures. En ce qui concerne la greffe dentaire, M. Magitot a exécuté sur l'homme des restitutions six heures après la séparation de l'organe.

Nous avons pensé que la persistance de vitalité sur les dents isolées ou sur le cadavre présentait un haut intérêt, et nous avons obtenu des adhérences et des reprises de connexion manifestes dans les deux cas.

Nos expériences portent jusqu'ici sur des animaux, et nous en publierons prochainement les résultats.

A. Paré semble ne pas méconnaître cette durée de vitalité, lorsqu'il conseille de prendre les dents à transplanter sur un sujet dont la mort est toute récente.

M. David dit, d'autre part : « Jusqu'ici, des raisons d'ordre social s'opposent seules à une pareille tentative parfaitement réalisable. »

Nous croyons que l'ordre social n'aurait pas plus à souffrir d'avulsions faites sur les cadavres, qu'il ne souffre actuellement lorsque, pour l'étude, on soustrait l'encéphale, le cœur, le poumon, etc.

(1) Voy. notre obs. VI.

(2) Thèse Martin, 2ᵉ vol.

En fait, l'acte est le même, et si la science pouvait triompher de la répulsion instinctive, qui est surtout l'œuvre de préjugés antédiluviens, si demain les succès nombreux attestaient que différents organes pris sur un cadavre peuvent, au contact du vivant, reprendre leurs fonctions normales, l'intérêt du vivant dominerait toutes les raisons, tous les préjugés. Aussi, devons-nous nous attrister de voir les dents considérées non comme des organes indispensables, mais comme des objets de luxe ou de coquetterie, et de voir retarder pour une époque indéterminée ce genre de greffe.

Nous estimons qu'un grand pas serait fait dans cette voie, si, comme le réclament les docteurs Bourneville et Bricon, l'autopsie pouvait être faite immédiatement après la mort. (1)

C. — AGE DU PRÊTEUR.

M. Ollier dit que les productions osseuses fournies par le périoste sont d'autant plus riches que le sujet est plus jeune ; mais cette considération n'influe pas directement ; les conditions de réussite, toutes choses égales d'ailleurs, étant sous la dépendance d'autres phénomènes, la reprise peut s'opérer avec le même succès.

Dans la greffe dentaire, ce n'est pas dans une production osseuse que réside l'intérêt, mais bien dans une réunion cicatricielle ; or, celle-ci peut s'opérer, quoique plus lentement, aussi bien chez le vieillard que chez l'adulte. M. Magitot note dans son tableau analytique des cent observations de résections avec greffe, un cas de restitution sur un sujet de soixante-dix ans.

Qui sait même (hypothèse hardie qui peut être hasardée) si la luxation ou la greffe dentaire par restitution ne produirait pas, au moment où la sénilité détermine l'atrophie de ces organes, une suractivité du tissu alvéolo-dentaire capable de contrebalancer la disparition de la pulpe, et de rendre solides dans leurs alvéoles, quand ils sont encore presque intacts, les dents qui menacent de s'échapper ; nous ne parlons pas ici d'appliquer ce traitement d'une façon générale, car nous

(1) *Manuel de technique des autopsies*, 1885.

n'ignorons pas les phénomènes inhérents à l'involution sénile, mais dans des cas particuliers, comme le vieillard noté par Magitot.

Nos expériences dirigées dans le sens de déterminer l'âge auquel doit s'arrêter l'acquisition a donné, dans notre culture, ou des résultats négatifs et même funestes, ou des adhérences partielles à partir de cinquante ans (âge du prêteur).

D. — ÉTAT DE SANTÉ.

Dans le travail qui nous occupe, l'état de santé des deux sujets tient une grande place.

Dans la greffe hétéroplastique, le reproche le plus sérieux a été la possibilité de transmettre à l'acquéreur certaines maladies virulentes; William Watson, Littson, Hamilton et Kühn, cités par M. David, avaient constaté des exemples de contagion syphilitique opérée par cette voie.

M. Rollet partagerait cette idée, mais ajoute que ce moyen fût-il admis, il serait toujours possible de l'éviter.

M. David, dans une communication verbale particulière, nous dit qu'il emploierait à cet effet une solution de sublimé au deux-millième.

Nous pensons que notre procédé de culture trouverait là une application prophylactique, et nous préparons depuis un certain temps, dans ce but, des expériences qui seront concluantes.

Quoi qu'il en soit, nous croyons que la santé de l'opéré doit être aussi parfaite que possible, et que la greffe dentaire, toutes choses égales d'ailleurs, sera plus laborieuse chez un sujet lymphatique, ou débilité, où les plaies deviennent facilement de mauvaise nature.

Connaissant la tardive consolidation qui s'effectue à la suite des fractures chez les syphilitiques, nous avons refusé de faire une greffe à l'un de nos clients atteint de cette affection.

L'ostéo-périostite a été guérie, au dire de Hunter, au moyen de la greffe par restitution, mais nous ne l'avons jamais osé tenter nous-même jusqu'ici.

E. — RANG ZOOLOGIQUE.

Nous omettrions le rang zoologique dans la greffe dentaire, si nous ne l'avions vu mentionner différentes fois, et plus récemment par M. Pietkiewicz à la Société de Biologie. (1)

La difficulté de rencontrer des dents à peu près semblables comme couronnes et racines aux dents humaines écarte la possibilité de greffer sur l'homme des dents d'animaux. La densité différente nous ferait en outre craindre que ces dents se conservassent moins encore que les primitives.

Nous ne voyons guère que les singes antropomorphes qui puissent fournir des dents acceptables, et nous ne pouvons espérer la pratique courante de cette variété de greffe dans nos climats.

Nous avions pensé au porc, dont les dents se rapprochaient des dents humaines par certains caractères; quelques dents de sa dentition temporaire auraient pu nous servir, mais nous n'avons jamais voulu hasarder un résultat dont le succès restait douteux au point de vue esthétique, quand même l'obstacle résultant de la différence d'identité spécifique eût été aplani.

Nous n'avions qu'un moyen, la culture, pour tourner avec avantage ce problème actuellement sans solution. Il est à remarquer que, dans la greffe dentaire, la circulation s'opérant par des capillaires osseux incapables de dilatation, l'échange nutritif peut être mécaniquement empêché si les globules ne correspondent pas aux vaisseaux qu'ils ont à parcourir.

Nous avons acquis la certitude, au moyen de notre culture, que des globules elliptiques de 1/83 petit axe et 1/136 grand axe, peuvent entretenir la vitalité dans les dents humaines recevant normalement des globules ronds de 1/125 de millimètre. (Tableau de Milne Edwards.)

PHÉNOMÈNES CONSÉCUTIFS A LA GREFFE.

1° Etablissement de connexions nouvelles; 2° nutrition; 3° Innervation; 4° suites de la greffe.

(1) Compte-rendu de la Société de Biologie, décembre 1878.

1° Etablissement de Connexions nouvelles.

Suivant G. Martin, dont nous citons l'opinion sous toutes réserves, les globules rouges du sang sont le point de départ de la moformation; le rôle joué dans ce travail par les globules blancs est indéterminé.

La division des tissus, pendant l'avulsion, entraîne du même coup une paralysie, qui prive la partie de son modérateur, et une irritation directe des éléments anatomiques.

La réimplantation cause une inflammation qui devient adhésive lorsque les deux tissus étant bien rapprochés, les cellules résultant de l'irritation traumatique et de la paralysie entrent en prolifération, s'enchevêtrent et maintiennent la réunion des tissus.

Cette réunion commence au bord libre de la gencive avec le tissu alvéolo-dentaire dans l'espace qui sépare sur le squelette le bord alvéolaire du collet de la dent. Elle est facile à constater, au bout de deux ou trois jours, quoique la dent conserve une mobilité relative dans l'alvéole.

Elle est achevée généralement au bout d'un mois; néanmoins, j'ai vu la consolidation n'être complète qu'au bout de soixante jours. Non-seulement la réunion s'opère entre la dent et l'alvéole, mais encore quand la racine a été réséquée, la portion alvéolaire correspondant au sommet s'oblitère en fournissant une légère suppuration; si elle est augmentée par les produits inflammatoires provenant de la pulpe ou de ses débris, on conçoit alors qu'elle ne tarit plus et modifie les adhérences acquises.

2° Nutrition.

La nutrition s'opère par *circulation collatérale* (1), c'est-à-dire par les anses vasculaires alvéolo-dentaires; elle s'arrête à

---

(1) Terme emprunté à M. Maurel, thèse de Paris, 1863.

la limite périphérique des canalicules (1), à moins qu'on n'ait tenté et réussi la reprise de la pulpe.

Dans ce cas, la nutrition s'opère en outre par le faisceau vasculaire qui traverse le canal radiculaire, comme d'ailleurs à l'état normal.

L'irritation produite sur la pulpe par le traumatisme et la réimplantation activeraient la nutrition pulpaire; celle-ci, dans cette hypothèse, se trouverait bientôt avoir réduit les dimensions du canal dentaire par des hyperproductions de dentine secondaire, et disparaîtrait bientôt, atrophiée comme dans la sénilité.

Le bénéfice de cette réunion aurait été, comme on le voit, de courte durée.

Enfin, la nutrition s'opère directement entre l'alvéole et le cément si le périoste a été enlevé (nous nous sommes élevé contre cette pratique différentes fois). Nous ajouterons cependant que si l'on suit notre indication relative au canal radiculaire, c'est-à-dire l'obturation, on évitera les complications qui nécessitent l'avulsion. En cas de récidive de carie étendue, on pourrait alors se borner à réséquer la couronne au niveau du collet.

3° INNERVATION.

Nous ne mettons pas en doute la régénération des tubes nerveux de la pulpe, non plus que dans le tissu alvéolo-dentaire.

Disons cependant que cette double innervation a pu induire en erreur quelques expérimentateurs.

La sensibilité existant sur la périphérie de l'organe a été, bien à tort, attribuée à la pulpe.

---

(1) M. Magitot, revenant sur l'assertion émise plus haut dit : « On sait, en effet, par les travaux les plus récents des anatomistes, que la couche de tissu appelée cément, qui revêt l'extérieur de la racine, est reliée par les ramifications des ostéoplates aux canalicules de l'ivoire, de sorte que ce dernier peut continuer de vivre et de fonctionner par cette voie. » *Dict. encyclopéd. des sc. médic.*, art. *dent.*

Nous croyons que cette continuation du mouvement nutritif de la dentine n'est pas une condition *sine qua non* du succès de la greffe. La réunion périostale acquise, le tissu éminemment vasculaire (dont les phénomènes organiques restent intimement liés à ceux du cément) suffit amplement à expliquer la vitalité de l'organe réimplanté.

Pour être certain de l'innervation de la pulpe, il fallait trépaner la couronne et ne pas confondre les *trépidations* qui pouvaient retentir sur l'extérieur avec les sensations éprouvées par le forage interne.

Dans un cas de production polypeuse à l'intérieur du canal radiculaire observé par nous sur une greffe hétéroplastique datant de huit années, nous avons constaté, à travers une cavité carieuse : 1° l'insensibilité complète des fibrilles dentaires; 2° l'insensibilité relative de la masse polypeuse, qui fournissait, sous la piqûre, d'abondantes hémorragies; 3° que le canal radiculaire était resté très-large et n'était pas en rapport avec l'âge du sujet.

4° SUITES DE LA GREFFE.

La réimplantation ou la transplantation des dents, si on a réuni tous les éléments de succès, peut avoir une durée égale à celle des dents incluses congénitalement dans les maxillaires.

Bourdet cite le maintien de greffes après six ans; Taft, après seize ans; nous avons aurifié dernièrement une dent greffée par M. Magitot, en 1878, et sa solidité, malgré la récidive de carie, ne laisse rien à désirer.

Quant à l'influence exercée par une greffe sur le sujet, et réciproquement, rien jusqu'ici n'autorise à en tracer une monographie basée sur une donnée sérieuse.

IIIe PARTIE.

PROCÉDÉS OPÉRATOIRES ET CONCLUSIONS.

Nous considérons dans le *modus faciendi* : 1° l'avulsion ; 2° le traitement de l'organe séparé ; 3° le traitement de l'alvéole ; 4° la remise en place ; 5° le maintien ou immobilisation de l'organe.

1° AVULSION.

Plus encore que dans tout autre cas, il est désirable d'employer, pour l'extraction suivie de greffe, un davier approprié. Par cette méthode, on diminue le traumatisme (recommandation de Pietkiewicz (1) ; l'alvéole n'est pas fracturé si on a soin de ne pas prendre le bord alvéolaire dans les mors de la pince. La traction aidée de mouvements légers de rotation axillaire, avant l'avulsion définitive, évite d'amener des fragments d'alvéole.

2° TRAITEMENT DE L'ORGANE SÉPARE.

Nous le diviserons en : A, traitement de la racine ; B, traitement du canal ; C, traitement de la couronne.

A. — TRAITEMENT DE LA RACINE.

Dans l'avulsion dentaire en vue de restitution, nous pouvons trouver devant nous : 1° une affection de la racine, incurable

(1) Mémoires et comptes-rendus de la *Société de Biologie*, 1878.

par les procédés ordinaires ; 2° une carie de la couronne, inaccessible la dent étant en place ; 3° une dent saine, avulsée temporairement pour faciliter l'extraction de la dent de sagesse (opération préconisée par Magitot) ; nous ne parlons pas ici des avulsions involontaires qui peuvent rentrer dans cette dernière catégorie.

1° Les affections de la racine consistent généralement en périostite chronique du sommet, compliquée de délabrements plus ou moins étendus du côté de l'alvéole, d'ostéites condensantes ou raréfiantes occupant une partie de la racine ; enfin, d'ostéo-périostite intéressant à la fois la racine et l'alvéole.

La résection du sommet radiculaire dénudé de périoste, et l'ébarbement des arêtes sectionnées ont été, que nous sachions, le traitement suivi jusqu'ici. L'ébarbement préconisé par les auteurs n'a pas lieu dans la résection sur place proposée par Martin, de Lyon (1) ; toutefois, nous devons ajouter que cette résection implique là une trépanation ou fistule artificielle.

L'avulsion exécutée, on constate facilement si le périoste est sain ou injecté, granuleux ou épaissi, et les limites extrêmes des surfaces en bon état.

Les cas d'ostéites sus-mentionnés nous laisseraient peu d'espoir pour une greffe durable, s'ils s'étendent sur la totalité de la racine ; s'ils n'occupent que le sommet, le traitement serait le même que plus haut, c'est-à-dire la résection.

Quant à l'ostéo-périostite, Hunter a conseillé la réimplantation comme moyen thérapeutique de cette affection ; mais la répulsion des malades pour ce genre d'opérations, et le doute que nous manifestons à l'égard du résultat, ne nous ont pas autorisé jusqu'ici à en faire l'expérimentation.

2° La carie de la couronne est traitée au paragraphe C, page 40.

3° La restitution de la dent saine n'exige aucun traitement chez l'adolescent ; chez l'adulte, on doit exciser la pulpe et obturer le canal ; si, cependant, on voulait tenter une reprise de la pulpe, nous proposons alors de réséquer un millimètre

---

(1) *De la trépanation des extrémités radiculaires des dents appliquée au traitement de la périostite chronique.* (*Lyon médical,* janv. 1881).

des sommets radiculaires sans intéresser le prolongement pulpaire; on favorise ainsi la reprise des tronçons.

B. — TRAITEMENT DU CANAL.

Dans tous les auteurs que nous avons lus jusqu'ici, nous n'avons trouvé aucune indication ni relation touchant le canal dentaire ; ce n'est pas sans un certain étonnement que nous avons constaté ce silence sur un des facteurs les plus importants des complications pathologiques propres aux dents. Fauchard dit, dans son obs. V, avoir déplombé une dent récemment réimplantée, qui causait de violentes douleurs. Chaque fois qu'il en tentait l'obturation, il était forcé de déboucher la cavité quelques heures après.

Sans nous étendre plus longuement sur des faits qui ont été cités dans notre historique, nous dirons que nous avons obturé les canaux radiculaires dans nos greffes, excepté dans l'obs. I et l'obs. II (1), et que l'obturation a été précédée d'un nettoyage antiseptique fait à l'aide d'une mèche de coton enroulée sur un mandrin *ad hoc*.

Quand l'apex était trop réduit de diamètre, nous l'avons agrandi pour arriver à ce résultat.

Quant à la matière obturatrice pour les canaux, nous nous sommes servi indifféremment d'or, de plomb, qui, comme on le sait, est très-bien toléré par l'organisme, d'amalgame, de ciment et de gutta-percha.

La dent une fois préparée, si nous nous sommes proposé la réimplantation immédiate, nous la plaçons pendant quelques instants dans un récipient d'eau phéniquée au centième à la chaleur de + 38° environ.

Si la greffe, pour une raison quelconque, doit subir un retard important, nous mettons la dent dans un tube en verre de très-petit diamètre, bien bouché, que nous renfermons dans un étui opaque, afin d'éviter les rayons lumineux.

Comme tout le monde ne possède pas de glacière, et que le temps de préparer des réfrigérants prend nécessairement sur celui du travail consacré à la greffe, nous laissons à la cave ces

(1) Restitution.

dents ainsi maintenues dans l'air confiné, jusqu'à ce que nous procédions à la réimplantation.

Dans les greffes hétéroplastiques, nous sommes absolument d'avis d'agir comme ci-dessus, chaque fois que la présence d'un alvéole pathologique ne nous permet pas d'espérer une reprise des connexions pulpaires.

Nous pensions que le nerf dentaire excisé, il n'y aurait aucun inconvénient à laisser le canal ouvert, au lieu de l'oblitérer. Une prolifération pulpaire, ou plutôt polypeuse, peut s'introduire ainsi dans le canal; mais nous avons pu constater toutefois, après huit années, que cette production ne communiquait pas encore avec les canalicules; les fibrilles excitées par l'excision de l'ivoire ramolli ne provoquaient pas de sensibilité; la piqûre directe de la pulpe laissait ressentir une douleur très-légère; en tout cas, dans l'hypothèse d'une nouvelle carie pénétrante, je trouve qu'il vaut mieux obturer. De cette façon la carie n'a plus de retentissement que sur la couronne, qui peut même, dans l'éventualité de sa disparition, être remplacée par une autre, rapportée artificiellement.

C. — TRAITEMENT DE LA COURONNE.

La couronne peut se trouver : 1° exempte de carie, si les complications ont pour cause initiale un traumatisme ancien ou un écart trop brusque de température, ayant occasionné la mortification de la pulpe; enfin, toute autre cause ayant engendré ce phénomène morbide; 2° la dent peut être bien obturée, sans solution de continuité avec les parties organiques; mais l'obturation faite irrationnellement (métal trop près de la pulpe) ou intempestivement (obturation sur la pulpe même, ou pleine ulcération ou gangrène); 3° la dent n'est pas obturée, mais la cavité carieuse peut avoir été oblitérée mécaniquement par des parcelles alimentaires ayant amené les mêmes complications déjà mentionnées; dans ce cas, l'obstruction temporaire n'en laisse pas moins la cavité devenir un réceptacle de ferments putrides.

Dans les deux premiers cas, notre intervention est nulle en ce qui concerne la couronne.

Pour le dernier, nous pratiquons l'obturation dans les mêmes conditions que dans la bouche.

Nous écartons à dessein les obturations au ciment ou à la gutta-percha, dont la durée est très-limitée, et afin que le résultat soit en rapport avec le sacrifice d'abnégation du patient, nous n'hésitons pas à aurifier la dent, opération dont le résultat est indéfini ; enfin, si l'impossibilité d'aurifier est constatée, nous obturons à l'amalgame sec, qui donne une durée relativement longue.

Dans les greffes hétéroplastiques, on modifiera la couronne de façon à lui donner le plus de ressemblance possible avec la dent qu'elle doit remplacer ; c'est une question d'esthétique.

La complication réelle dépend souvent de l'articulation des dents correspondantes ; pour obvier à cet inconvénient, il faut avoir un grand nombre de dents à choisir, de façon à posséder des couronnes moins épaisses que celle qui occupait le même espace précédemment.

3° TRAITEMENT DE L'ALVÉOLE.

Pour la restitution comme pour *l'acquisition*, l'alvéole qui doit recevoir la greffe est forcément pathologique, à moins qu'il ne rentre dans la deuxième ou la troisième catégorie classées dans le *traitement de la racine*.

Rappelons qu'il ne nous a paru jamais, jusqu'ici, être tapissé d'un périoste propre, et que nous n'avons trouvé des lambeaux adhérents après l'avulsion qu'après une inflammation aiguë ou chronique ; encore, le périoste manquait-il sur la racine aux points correspondants.

L'alvéole est donc, par continuité de la périostite chronique, frappé : 1° d'ostéite partielle dans la partie qui répond au sommet radiculaire, ou 2° d'ostéite générale correspondant à l'ostéo-périostite.

Dans le premier cas, il peut correspondre avec l'intérieur de la bouche par une fistule muqueuse vestibulaire ou palatine, ou avec le dehors par une fistule cutanée qui aboutit généralement à une partie déclive ; enfin, il peut communiquer avec d'autres alvéoles ou un clapier osseux.

Si l'ostéite est légère, et on en juge facilement par l'examen de la racine, le traitement de l'alvéole se résumera à l'application de quelques compresses (chlorate de potasse) ou badigeonnages iodés, ou encore à l'ignipuncture sur la gencive correspondante.

Si l'inflammation est plus étendue, il y a avantage à pratiquer, en l'absence de fistule, le drainage de l'alvéole par une trépanation *ad hoc* permettant le cathétérisme et l'irrigation. L'exfoliation et la suppuration s'éliminant par cette ouverture, le trépan doit avoir un diamètre en rapport avec l'étendue des lésions osseuses observées dans l'alvéole. Comme nous l'avons déjà dit dans le cours de ce travail, nous proposons l'excision, à la fraiseuse, des parties alvéolaires dont l'état morbide est révélé par l'examen de la racine; leur exfoliation très-lente, et le peu d'adhérences qu'elles sont susceptibles de contracter avec la racine étant une cause d'insuccès, où tout au moins de son ajournement.

La fistule cutanée trouve son dérivatif dans le forage d'une fistule gingivale artificielle venant aboutir dans le vestibule, et ouvre ainsi une voie moins visible à l'écoulement purulent.

Dans les cas de greffes hétéroplastiques, nous proposerons, quand le diamètre des dents à greffer excédera la proportion des alvéoles, de fraiser ceux-ci à l'aide du tour, d'en prendre l'empreinte à la cire molle, qu'on refroidit aussitôt; ce modèle peut guider assez bien pour qu'on touche le moins possible à la racine. Nous rejetons absolument la pratique de Bourdet et de ses imitateurs qui mutilent la racine et le périoste pour ajuster la dent.

La trépanation alvéolaire est peu sensible lorsqu'on opère avec des instruments neufs et coupant bien. On peut, d'ailleurs, se servir du chlorydrate de cocaïne, dont nous avons utilisé l'action analgésique avec succès dans la réimplantation.

Au reste, nous ne devons envisager que le point de vue physiologique, et la résection du maxillaire, qui s'opère sans anesthésie, est une opération autrement douloureuse que l'agrandissement d'un alvéole, qu'on trépane d'ailleurs sans hésitation pour le drainage.

Cette pratique d'ajuster l'alvéole sur la dent permet de conserver l'intégrité du périoste alvéolo-dentaire ; ce tissu n'est certes pas à dédaigner dans l'éventualité d'une extraction ultérieure qui pourrait, sans cette précaution, entraîner des désordres étendus.

Il va sans dire que si l'alvéole n'est pas assez profond, nous ne pas voulons prendre ici l'autorité d'en conseiller la perforation avant que nos expériences sur ce point soient en assez grand nombre et moins récentes. On peut, d'ailleurs, se contenter de sectionner la racine.

La greffe osseuse peut, en effet, avoir des résultats funestes, si des complications ultérieures surviennent. Voir l'observation de Fauchard (1) sur Mauquets, sieur de la Motte, qui ne put, quelques années après une réimplantation dans laquelle le périoste avait souffert une déperdition, arracher de nouveau cette dent sans emporter une portion de la mâchoire.

Pendant l'intervalle qui sépare l'avulsion de la greffe, l'hémorragie s'arrête généralement ; si elle ne l'est pas, nous tamponnons avec de l'ouate imbibée d'eau alcoolisée, et nous faisons exécuter par le patient une compression des parois alvéolaires qui suffit, dans la majorité des cas, à arrêter le sang.

4° REMISE EN PLACE.

L'hémorragie étant arrêtée et l'alvéole soigneusement débarrassé de caillots sanguins, la dent n'ayant pas de retouches à subir, la remise en place s'effectue facilement, du moins en ce qui concerne les dents à racine unique.

Dans la *restitution*, la remise en place produit un *bruit sec* caractéristique.

Nous faisons aussitôt fermer la bouche du malade, afin de voir si l'articulation se fait bien et s'il *sent* la dent réimplantée pendant l'occlusion des mâchoires. Dans ce cas, nous pressons fortement sur la couronne de la dent jusqu'à ce qu'elle soit au niveau des voisines, et conseillons à l'opéré de serrer les mâchoires pendant quelque temps. Une fronde *ad hoc* donne le même résultat

(1) Fauchard : *Le Chirurgien-Dentiste*, Paris, 1786, t. Ier, p. 188.

Il peut arriver que, dans la restitution d'une troisième molaire, les dimensions de la bouche s'opposent à l'introduction des doigts pour opérer la remise en place (V. notre obs. XVI).

Le davier approprié à l'extraction peut, dans ce cas, être très-utile pour réintégrer la dent dans son alvéole, car il pourrait arriver que, maintenue seulement par l'extrémité des doigts, elle ne soit propulsée, à la manière d'un noyau de cerise, dans les voies aériennes ou digestives.

On ne saurait s'entourer de trop de précautions, et une petite bande de linge repliée sur la langue et obturant légèrement l'arrière-bouche nous semble nécessaire pour éviter cet accident dans la réimplantation des dents de sagesse supérieures.

Dans la greffe hétéroplastique, la mise en place ne produit pas le bruit mentionné plus haut. Nous supposons, après les paragraphes précédents, que toutes les conditions ayant été observées, la dilatation de l'alvéole permettra l'introduction de la racine, qui aura été raccourcie au besoin. On observe les lois de l'esthétique quant à la direction de la couronne par rapport aux arcades dentaires.

5° MAINTIEN ET IMMOBILISATION DE L'ORGANE.

La consolidation d'une dent greffée dépend de certaines circonstances mécaniques dans lesquelles l'immobilisation joue un rôle prépondérant.

On a maintenu les dents mises en place au moyen de ligatures ligneuses, élastiques ou mécaniques. Ces ligatures fixent peu la dent greffée; aussi, a-t-on eu recours à la prothèse pour faire des appareils de maintien.

Depuis longtemps nous avons renoncé à la ligature, et nous nous servons d'une bande de caoutchouc élastique mince (1), dans laquelle nous perçons des trous pour laisser passer les dents voisines, en ménageant un intervalle servant à emboîter la dent greffée. Ce procédé est très-commode pour les dents antérieures et les molaires; il est inapplicable toutefois pour

(1) Nous croyons que cette application nous était propre; mais nous avons su depuis, par une communication verbale d'un de nos professeurs de l'École dentaire de Paris, qu'un éminent praticien de Brême, M. Herbst, se servait de ce procédé (dont acte).

les dents de sagesse et pour les dents greffées qui n'ont pas de voisine contiguë en arrière.

Dans la greffe hétéroplastique, nous le jugeons insuffisant comme mode de contention. Les greffes dentaires que nous avons faites sur des chiens, des lapins, etc., n'ont jamais pu être immobilisées par ce procédé.

Nous avons fait des petits appareils contentifs à l'aide de toile de platine pliée sur un moule ou sur les dents mêmes du patient, et coupée à un centimètre environ de chaque côté du pli. Cette toile métallique était garnie de gutta-percha d'épaisseur convenable qu'on pouvait modifier selon les besoins.

Cet appareil peut être maintenu au besoin par la bande élastique comme ci-dessus.

L'application de cette méthode trouve son emploi dans la greffe hétéroplastique, où l'alvéole, quoi qu'on fasse, ne possède pas une précision de coaptation avec la racine comme dans la restitution.

La greffe hétérotopique exige un appareil spécial qui, nous croyons, n'a pas été décrit.

Dans cette variété de transplantations, on s'adresse généralement à une incisive inférieure sortie de l'arcade, que l'on veut substituer à une latérale supérieure (1), où, comme dans nos obs. I et III (2), la greffe peut être à la fois hétéroplastique et hétérotopique.

Ces cas supposent un alvéole sensiblement plus large que le diamètre de la racine; or, si la compression du périoste est funeste, un trop grand écart des bords alvéolaires ajourne indéfiniment la solidité de la dent dans la mâchoire. Avant que le tissu cicatriciel ait comblé ces lacunes, l'oscillation continuelle de la dent aura pu compromettre le succès définitif.

Nous construisons des appareils en caoutchouc durci, dans lesquels nous combinons le caoutchouc élastique de manière à presser sur le bord alvéolaire externe.

---

(1) Pietkiewicz : In comptes rendus et mém. de la *Société de Biologie*, 21 déc. 1878.

(2) Transplantations.

La compression est en raison directe de la grosseur du fil de caoutchouc employé. Inutile d'ajouter que cette pression doit être modérée.

La consolidation s'obtient beaucoup plus rapidement, et l'immobilisation est complète pendant le séjour de l'appareil dans la bouche.

On peut provoquer, lorsque la reprise des connexions est effectuée, des irritations directes sur le tissu alvéolo-dentaire, à l'aide d'un stylet mince; cette irritation abrège le temps normal que demande la solidification des adhérences.

Celle-ci obtenue, l'appareil peut alors être retiré sans danger pour la greffe.

CONCLUSIONS

Deux variétés de greffe sont actuellement applicables aux lésions dentaires :

La greffe autoplastique :

1° Restitution pure et simple dans les cas de luxations traumatiques ou d'avulsion intentionnelle, sur sujets adolescents ;

2° Restitution avec excision pulpaire dans les mêmes cas, si le sujet est adulte ;

3° Restitution avec perte de substance radiculaire et pulpaire intentionnelle dans les cas où la greffe est employée comme moyen thérapeutique en dernier ressort ;

4° Restitution de racine, traitée comme ci-dessus, surmontée de couronne rapportée artificiellement ;

5° Transposition hétérotopique.

La greffe hétéroplastique :

On la peut subdiviser en :

1° Transplantation d'une dent adulte de caractère identique acquise sur un autre individu ;

2° Transplantation d'une dent adulte de caractère différent acquise sur un autre individu ;

3° Transplantation d'une dent adulte prise sur le cadavre ;

4° Transplantation d'une dent adulte cultivée au moyen d'une greffe temporaire sur individu d'espèce différente.

Nous espérons qu'on pourra ajouter la transplantation d'une dent prise à l'état embryonnaire et cultivée sur individu d'espèce différente.

Enfin, pour condenser les idées personnelles que nous avons émises au cours de ce travail dans leurs paragraphes respectifs, nous ajouterons :

1° *Indication relative à la pulpe* (sauf chez l'adolescent) : **excision radicale**, sa présence pouvant entraîner l'échec de la greffe ou tout au moins une fistule inutile ;

2° *Indication relative au canal radiculaire, la pulpe étant excisée :* **obturation**. Le cas de formation polypeuse n'ayant pas encore de communication manifeste avec les fibrilles au bout de huit années, sa substitution à la pulpe est inutile, funeste même en cas de récidive de carie ;

3° *Indication relative à l'alvéole pathologique :* **résection circulaire**, le tissu alvéolo-dentaire qui revêt la racine devant être respecté aux dépens de l'alvéole.

OBSERVATIONS DE GREFFES

GREFFES PAR ACQUISITION (OU D'EMPRUNT).

Obs. I. — Transplantation d'une deuxième bicuspidée supérieure droite à la place d'une première bicuspidée supérieure droite.

M⁣ⁱˡᵉ X..., institutrice, vingt-quatre ans.

La première bicuspidée vient de perdre sa couronne, les vestiges forment des pointes aiguës qui blessent la langue et donnent lieu à un commencement d'ulcération; elle provoque en outre, de temps en temps, des abcès gingivaux qui s'ouvrent dans le vestibule. M⁣ⁱˡᵉ X... demande l'extraction.

Nous sommes consulté, en même temps, pour les jeunes sœurs de M⁣ⁱˡᵉ X..., amenées dans la même séance. L'une d'elles a les dents mal rangées, et la deuxième bicuspidée n'ayant pas trouvé d'espace suffisant entre la première cuspidée et la première molaire, gênée peut-être aussi par la présence de la dent temporaire correspondante, a évolué en dedans de l'arcade alvéolaire où elle ne s'articule avec aucune des dents de la mâchoire inférieure. Nous offrons de la transplanter à la place de la racine de M⁣ⁱˡᵉ X...

16 janvier 1882, dix heures du matin. — Extraction simultanée de la deuxième bicuspidée saine et de la racine de la première bicuspidée, avec le davier approprié; l'examen pathologique nous fait considérer sur cette dernière une petite tumeur kystique devant s'épancher périodiquement par l'orifice fistuleux gingival.

Résection de trois millimètres du sommet radiculaire de la dent saine, dont la racine infléchie en crochet, jointe à la place anormale occupée dans la bouche, a rendu l'avulsion laborieuse; ce crochet gênerait pour la réimplantation.

Les phénomènes morbides constatés dans l'alvéole nous empêchent d'espérer une reprise des connexions pulpaires; nous pratiquons l'ablation de la pulpe par le canal radiculaire, que nous obturons ensuite avec la gutta-percha.

Au moyen du trépan, monté sur le tour de White, nous élargissons l'ouverture fistulaire, puis nous arrêtons l'hémorragie au moyen de tampons légèrement alcoolisés.

Pendant notre tentative de réimplantation, nous remarquons que la couronne ne pourra se placer que difficilement entre les couronnes des dents voisines; nous diminuons l'épaisseur de la face correspondante à la canine, à l'aide d'une meule de corindon fine de grain, cette diminution d'un peu d'émail étant plus réparable sur cette face si le besoin s'en faisait sentir ultérieurement.

Dix heures et demie. — Nous plaçons définitivement la nouvelle dent au moyen de ligatures qui n'embrassent pas cette dent au collet, mais qui la compressent dans l'alvéole en passant sur le sillon antéro-postérieur de la couronne.

Régime alimentaire liquide.

19 janvier. — Mᵐᵉ X..., dont la profession ne laisse que peu de temps libre, profite du jeudi pour revenir nous voir.

La réaction inflammatoire a été peu douloureuse; les connexions de la gencive et du périoste semblent certaines. Un peu de pus poussé par la pression vient s'échapper par la fistule.

2 février. — Une de nos ligatures est détruite; nous enlevons le reste; la dent est manifestement reprise, mais le tubercule interne empêche l'occlusion parfaite de la bouche; un peu de liquide incolore paraît sortir de l'orifice fistuleux; aucune douleur n'est trahie à la percussion.

9 février. — A l'aide d'un papier noirci, que nous faisons mordre par Mᵐᵉ X..., nous pratiquons l'ablation de la partie du tubercule s'opposant à l'articulation au moyen d'un mandrin de corindon, l'orifice fistuleux est en voie de cicatrisation, la dent est à peine mobile sous la pression des doigts.

1881. — Nous avons des nouvelles de notre greffe par une des sœurs de l'opérée; le résultat se maintient bon.

Obs. II. — Transplantation d'une canine supérieure droite à la place d'une canine supérieure droite.

Mᵐᵉ C..., trente-cinq ans, porte un appareil prothétique contournant la canine supérieure droite dont la couronne obturée antérieurement vient de se briser; elle amène Mˡˡᵉ C..., sa fille, quinze ans, pour obvier au mauvais arrangement des dents; la dent homologue de cette jeune fille fait saillie en avant.

Faire un appareil extenseur pour ce redressement, c'est s'exposer à un insuccès; nous conseillons ou de laisser la chose dans le *statu quo* ou d'extraire la canine qui cause cette difformité, les dents étant suffisamment serrées pour que l'œil ne perçoive pas l'absence de celle-ci.

En même temps, nous faisons observer à Mᵐᵉ C... que cette dent pourrait être utilisée comme *greffe-scion* pour remplacer celle qu'elle veut nous faire ajouter artificiellement sur sa pièce. L'opération est acceptée.

Extraction le 2 février 1882, dix heures. — La racine enlevée est saine, il n'y a jamais eu ni abcès ni fistule; toutefois nous constatons l'absence du cordon vasculo-nerveux au foramen radiculaire.

— 51 —

« La dent extraite à Mlle C... est un peu plus courte; nous ne la réséquons pas, mais nous enlevons la pulpe par le canal, que nous obturons avec un fil de plomb fin (métal ordinairement bien toléré dans l'organisme) et que nous rivons par aplatissement de façon à former une surface lisse au sommet de la racine.

Au moment de réimplanter la dent, nous nous apercevons qu'elle ne peut pas entrer dans le sens antéro-postérieur. Nous fraisons avec précaution la face alvéolaire interne, en mesurant avec un compas d'épaisseur la racine primitive.

Nous fraisons la face interne de préférence, parce qu'il nous a semblé que la réunion s'obtenait d'abord par le bord alvéolaire externe qui tend à revenir sur lui-même et enchatonner la dent dans les cas normaux; nous ne voulions pas nous priver du bénéfice de la membrane alvéolo-dentaire sur ce point. Réimplantation à onze heures.

Le trou de l'appareil est ménagé de façon à laisser passer librement la couronne de la dent; puis, sur les côtés latéraux correspondants, nous perçons des petits trous avec un foret, sur lesquels nous cousons une petite bande d'un centimètre et demi environ de caoutchouc élastique mince (Rubber dam), devant faire une pression contentive de haut en bas, l'appareil une fois placé.

Nous avons appris depuis que M. Herbst de Brême (1) employait un procédé analogue pour la contention des dents.

On voit la dent par transparence à travers le caoutchouc; c'est à peine si l'opération laisse des traces visibles.

Nous prescrivons alimentation liquide et bains de pieds révulsifs, l'opération ayant congestionné l'opéré.

3 février. — Réaction inflammatoire supportable; nous posons une sangsue au niveau de la dent.

5 février. — Les choses suivent leur cours normal, sauf une périostite subaiguë de la région.

Nous enlevons le caoutchouc contentif.

Badigeonnages iode et aconit.

9 février. — La dent paraît solide, mais il y a toujours un peu de congestion. En faisant glisser le doigt de haut en bas sur la voûte palatine le long de l'alvéole, nous faisons sourdre un peu de liquide très-clair que nous attribuons à l'inflammation de la partie alvéolaire pendant l'ajustement de la racine. Cautérisations au cautère actuel.

20 février. — Consolidation. Le pus ne vient plus, malgré les pressions les plus énergiques.

Décembre 1884. — Le succès se maintient.

(1) V. notre note Procédés opératoires.

Obs. III. — **Transplantation d'une incisive latérale supérieure gauche à la place d'une incisive médiane supérieure droite.**

M. H..., trente-deux ans (1).

Carie dentaire, généralisée à la mâchoire supérieure. Nous avons fait la reconstitution, à l'or adhésif, des dents antérieures qui sont petites et écartées, dont la plupart, en très-mauvais état, avaient même été abandonnées antérieurement comme trop malades.

Nous proposons à notre client, qui est réfractaire à l'idée de porter une pièce prothétique, une greffe d'incisive le jour où nous en trouverons l'occasion, pour remplacer une incisive médiane droite cassée depuis nombre d'années.

Nous avons bientôt le choix entre trois incisives (sujets différents) : une latérale inférieure, deux latérales supérieures, toutes deux du côté gauche, qu'on nous demande d'extraire pour le redressement des autres dents.

Après avoir pris l'empreinte et construit un appareil contentif en caoutchouc durci, dans lequel nous ménageons une excavation pour recevoir la dent future, nous donnons rendez-vous simultané aux deux personnes intéressées.

5 novembre 1885, une heure quarante-cinq. — Nous enlevons l'incisive de Mlle D.... vingt-cinq ans, bonne santé, dont la dent occupe une position vicieuse : elle est complétement cachée derrière les incisives et les canines; cette avulsion est laborieuse, car quoique placée en dedans de l'arcade alvéolaire, elle est assez proche pour empêcher la manœuvre du davier.

La racine de M. H..., qui n'a jamais été obturée, a son canal oblitéré par la dentine secondaire; elle n'a jamais causé ni douleurs ni accidents; nous l'avulsons au moyen du davier approprié, et notre surprise est grande, quand, à l'examen, nous nous apercevons que cette racine a subi la résorption dans une grande partie de son étendue, elle est d'un quart moins longue que nous ne la supposions et son diamètre est très-réduit vers l'extrémité.

L'hémorragie consécutive est assez longue et nous en profitons pour modifier la racine dans sa longueur de façon à ce qu'elle soit en rapport avec l'alvéole; si elle est trop petite de diamètre au collet, elle est en revanche beaucoup trop grosse pour la partie supérieure; nous réséquons de cinq millimètres et perforons l'incisive de part en part, du foramen radiculaire à la face coronaire interne, enlevant la pulpe dans cette opération afin d'avoir un drainage pour l'élimination des produits que nous redoutons.

Du côté de la couronne, trop longue, nous réséquons deux millimètres pour arriver au niveau des dents voisines.

Réimplantation à deux heures cinq. — Douleur nulle.

Le soir même, M. H... s'alimente d'une façon ordinaire, au moyen de son appareil qui s'articule avec les dents inférieures; toutefois, il est très-gêné par le ptyalisme provoqué par celui-ci.

6 novembre. — Nuit bonne, légère tension au niveau de la greffe; irriga-

(1) Sujet présenté à la Société de Médecine.

tion antiseptique du vestibule et de la face palatine à travers les trous
ménagés à cet effet dans l'appareil d'immobilisation.

8 novembre. — Périostite subaiguë. — Quelques lancements ont été perçus
et la dent semble plus longue depuis la veille. Badigeonnages réitérés de
teinture d'iode.

10 novembre. — Les accès de périostite ont disparu; irrigation antiseptique.

12 novembre. — Quelques adhérences paraissent se manifester entre la
gencive et le tissu alvéolo-dentaire, près du collet. Badigeonnages de gly-
cérolé de tannin.

18 novembre. — Douleurs nulles; nous constatons de la suppuration qui
vient sourdre au collet dans le sens antéro-postérieur. Ignipuncture.
Badigeonnages iodés.

20 novembre. — La suppuration continue; nous pratiquons une fistule
artificielle élargie au cautère; cathétérismes.

25 novembre. — Continuation du traitement; nous craignons l'élimination
de l'organe, car la suppuration n'a pas cessé au collet.

15 décembre. — Consolidation partielle; la suppuration est arrêtée.

7 janvier. — Consolidation complète ; la dent étant un peu longue et
épaisse, gêne l'articulation; nous lui donnons, à la meule de corindon, sa
forme et sa longueur définitives.

Réflexions. — Nous croyons que la consolidation a été retardée par l'ostéite alvéolaire, le peu d'étendue en hauteur et le diamètre beaucoup trop
grand de l'alvéole (grande incisive), eu égard au selon (petite incisive).

Obs. IV. — **Transplantation d'une incisive latérale supérieure
droite, conservée par culture, à la place d'une racine de même
ordre.**

Mlle M. H..., vingt ans, lymphatico-anémique.

Depuis plusieurs années, cette personne, d'une condition modeste, est
venue nous trouver maintes fois pour des extractions nombreuses, portant
jusqu'ici sur des molaires et bicuspides.

Aujourd'hui, c'est une racine de petite incisive supérieure droite, dont la
couronne s'est brisée tout récemment, qui occasionne une douleur insup-
portable depuis plusieurs jours et cause des insomnies fatigantes.

Les appréhensions sont très-vives au sujet de l'avulsion que nous pratiquons.

1er mars 1886, trois heures et demie. — Mlle M. H... est très-affligée de la
brèche occasionnée sur le devant de la bouche, et s'informe s'il lui en
coûtera beaucoup pour la réparer, ses moyens s'opposant à toute dépense
de quelque importance.

Nous lui offrons gratuitement, par sollicitude, la réimplantation immédiate d'une dent naturelle exactement semblable à celle qu'elle a perdue.
Elle demande à aller consulter sa famille, et part de notre cabinet l'alvéole
de la dent susdite garni d'un tampon d'ouate imprégné d'une solution de
cocaïne.

Cinq heures et demie. — Notre cliente revien... ...torisée par ses parents à se faire faire l'opération.

Nous détergeons l'alvéole, que nous trouvons très-enflammé à la partie supérieure ; le point gingival correspondant est très-rouge et empâté.

L'alvéole est trépané du vestibule à la voûte palatine, et nous passons un fil végétal dans cette fistule artificielle ; le fil est noué entre deux dents voisines. L'opération n'a pas été douloureuse, au dire du sujet qui, cependant, plein d'appréhension, ne cesse de crier et de s'alarmer. Cet état fébrile se prolonge quand nous mettons dans l'alvéole la dent, qui s'adapte du reste parfaitement, comme dimensions radiculaire et coronaire; la nuance est même assortie exactement. Nous limons un peu l'incisive inférieure correspondante qui pousse légèrement la dent greffée pendant l'occlusion des mâchoires.

De l'aveu même de l'opérée, la réimplantation n'a causé aucune douleur, et, cependant, son intolérance et son exaltation nous indisposent tellement que nous sommes sur le point de retirer la dent.

Ne pouvant espérer de placer un appareil contentif, nous renvoyons Mᴸᴸᵉ M. H..., lui ordonnant des compresses permanentes tièdes au chlorate de potasse, alternées avec des badigeonnages d'iode et aconit ; nous lui recommandons des malaxations digitales sur la région.

2 mars, neuf heures du matin. — La dent, comme nous le craignions, est descendue progressivement de l'alvéole pendant la nuit ; nous constatons un peu de suppuration qui vient sourdre au collet. Nous tentons le cathétérisme de la fistule au moyen du séton mentionné plus haut ; mais le mauvais vouloir accusé la veille se manifeste aussi énergiquement. Nos observations ne sont d'aucun poids, et nous laissons partir notre cliente dans le même état que la veille.

3 mars, neuf heures du matin. — Le même mécanisme a reproduit les mêmes effets ; nos avis et nos remontrances restant inutiles devant une intolérance, qui n'a cependant pas pour excuse une hyperostésie de la région, nous enlevons la dent et le séton sans consulter l'opérée.

A l'examen, le tissu alvéolo-dentaire de la racine n'a pas subi d'altération sensible ; la suppuration alvéolaire est très-minime ; nous sommes tout disposé à croire que, si le sujet avait consenti au cathétérisme de la fistule et à la contention de l'organe réimplanté, le succès se serait manifesté comme dans nos greffes précédentes.

GREFFES PAR RESTITUTION.

OBS. I. — Réimplantation tardive d'une incisive médiane supérieure saine projetée par traumatisme hors de l'alvéole.

Sœur X..., religieuse d'Ernemont, trente-et-un ans.

Le 30 mai 1882, pendant la récréation de midi, tandis qu'elle se tenait baissée au-dessus d'une élève accroupie; celle-ci, se relevant brusquement, l'atteint d'un coup de tête si violent que l'incisive médiane supérieure droite est projetée hors de l'alvéole.

Au moment de notre examen (une heure et demie), la lèvre supérieure est légèrement tuméfiée ; les autres dents sont solides, sauf l'incisive gauche un peu mobile ; l'alvéole ne semble pas avoir subi d'autre dommage qu'une dilatation causée par l'extraction intempestive ; la dent est saine et propre ; toutefois, nous la mettons dans une solution tiède phéniquée au centième, après avoir retiré la pulpe par le canal radiculaire que nous n'obturons pas.

Compression, et nettoyage de l'alvéole avec la solution phéniquée.

Deux heures. — Remise en place assez douloureuse. Nous confectionnons une gouttière à l'aide d'une fine toile métallique de platine, à travers laquelle nous incorporons de la gutta-percha ramollie qui emboîte les quatre incisives antérieures.

Nous conseillons alimentation liquide et badigeonnages toutes les deux heures sur la gencive affectée au-dessus de l'appareil contentif.

Suites. — 2 juin. — Les souffrances ont été vives la première journée. On se plaint de l'appareil, qui gêne la diction du professeur ; nous souscrivons au désir de l'opérée en enlevant l'appareil ; les choses suivent leur cours normal.

1885. — Nous avons l'avantage de rencontrer en voyage la religieuse, qui a été déplacée depuis notre opération ; c'est elle qui nous reconnaît et nous adresse ses remerciments pour le résultat de notre greffe.

Observation. — Nous espérons la régénération pulpaire (1) dans le canal radiculaire que nous avons laissé béant pour la prolifération du tronçon du cordon vasculo-nerveux inclus dans l'alvéole.

La sœur X... nous a promis de venir nous voir quand elle aurait besoin de nos soins, et nous pensons savoir le résultat de l'expérience si une carie pénétrante envahit l'incisive réimplantée.

Obs. II. — Réimplantation immédiate d'une première molaire inférieure gauche.

Louise X..., domestique, quinze ans.

Carie pénétrante de la première grosse molaire inférieure gauche, accès continuels d'odontalgie ; la profession de la malade ne lui laisse pas le temps nécessaire au traitement.

Extraction le 16 mars 1883, trois heures du soir.

La dent avulsée ne révèle aucune lésion du côté du périoste. Nous proposons la réimplantation, après obturation de la carie et nettoyage des canaux.

Réimplantation à cinq heures trois quarts, après nettoyage de l'alvéole, qui n'a pas souffert de l'extraction ; pas de douleur pendant la réimplantation ; la nuit a été mauvaise.

(1) Cette espérance que nous nourrissions a reçu depuis un démenti. (V. plus haut, IIe partie, page 36.)

17 mars. — L'opérée se plaint de la réaction inflammatoire.

Nous ordonnons badigeonnages iode et aconit, qui ne sont pas exécutés ; la nuit n'a pas laissé de repos ; la percussion que nous pratiquons donne lieu à des manifestations peu en rapport avec l'état des parties.

18 mars. — Ce jour tombant un dimanche, l'opérée se fait extraire de nouveau la dent, qui n'a du reste que peu d'adhérence, car notre associé l'enlève, hors de son cabinet, avec une pointe de canif, et constate qu'il n'y a point de suppuration ; l'opérée manifestait, paraît-il, de grandes craintes, suggérées dans les cuisines au sujet des conséquences de la réimplantation.

Nous pensons que cet échec est dû à la pusillanimité de l'opérée, qui a été circonvenue, plus qu'à la douleur réellement perçue, la périostite ne s'étant pas produite.

Obs. III. — Réimplantation immédiate d'une première molaire inférieure gauche.

Mlle D..., dix-neuf ans.

Carie pénétrante de la première molaire gauche ; crises d'odontalgie.

Commencement du traitement approprié ; la tentative de coiffage de la pulpe redouble les accès, malgré les précautions usitées en pareil cas.

L'intolérance du sujet me fait rejeter l'essai de destruction de la pulpe par les caustiques.

L'extraction m'étant demandée, je propose la réimplantation, qui est acceptée.

Extraction le 17 juin 1884, à dix heures. — Ablation de la pulpe et des filets nerveux radiculaires ; obturation de la cavité et des canaux. Tamponnement et nettoyage de l'alvéole avec l'eau alcoolisée. Bris du caillot sanguin.

Réimplantation à onze heures. La dent ne peut descendre complètement, le niveau de la couronne, surélevé, empêche l'occlusion complète de la bouche.

18 juin. — La dent est descendue quelque peu, mais l'occlusion de la bouche cause encore de la douleur. Cautérisation au galvano-cautère.

Forcé de partir à l'École dentaire de Paris pour plusieurs jours, je prie l'opérée de me prévenir par correspondance s'il survient quelque chose.

30 juin. — La dent est consolidée ; son niveau est devenu normal.

Décembre 1885. — Guérison maintenue.

GREFFES MULTIPLES (RESTITUTION).

Obs. IV. — Luxation complète des quatre incisives supérieures, incomplète des deux canines supérieures, (origine traumatique).

En rangeant ce cas dans nos observations de greffe, nous n'ignorons pas qu'il relève pour le moins autant des cas de fracture du maxillaire supérieur ; nous nous autorisons :

1° Du cas d'Hippocrate, cité dans les historiques de la greffe dentaire à propos des ligatures de fil d'or pour remettre en place les dents dérangées;

2° Nous avons pensé que l'observation pouvait être intéressante au point de vue de la reprise des connexions pulpaires sur six dents. Nous regrettons de n'avoir pu retrouver, malgré toutes nos recherches, l'opéré, qui, du reste, n'est jamais venu nous remercier depuis le traitement; nous espérons toutefois le retrouver ultérieurement et consigner le résultat de nos observations.

Le 4 mars 1884, le Docteur de service à l'Hospice-Général nous envoie un individu, le nommé T..., dix-huit ans, garçon de ferme.

La veille au soir, cinq heures, ce garçon a reçu un coup de pied de cheval sur la face; étant loin de la ville, il ne s'est présenté que le lendemain.

Au moment de notre examen, dix heures et demie du matin, nous constatons une tuméfaction de la lèvre supérieure, qui est fendue assez incomplètement, pour ne pas nécessiter de points de suture; empâtement de la région.

Le patient peut à peine écarter les mâchoires, l'inflammation ayant provoqué une contraction musculaire.

La bouche est remplie de caillots sanguins que nous évacuons à l'aide d'irrigations tièdes.

Nous dilatons peu à peu les mâchoires, de façon à obtenir l'écartement nécessaire pour ramener les quatre incisives en avant avec la portion du bord alvéolaire postérieur replié sur la voûte palatine à la manière d'une charnière. Les incisives centrales sont couchées le long du raphé, bien restées dans leur alvéole; l'incisive latérale supérieure gauche pend dans la bouche; la canine du même côté est descendue de son alvéole; l'incisive latérale droite est dans la même position que les incisives centrales; la canine droite a un peu moins souffert. L'écartement étant maintenu au moyen d'un morceau de liège, nous ramenons progressivement les incisives en avant par dessus les incisives inférieures.

Cette opération prend un certain temps, car nous rencontrons beaucoup de résistance de la part de ces tissus que nous craignons de rompre complétement.

Nous retirons les esquilles mobiles du bord alvéolaire, la légère hémorragie qui suit soulage le patient.

Au moyen de cire très-ramollie nous prenons avec les doigts une empreinte de la région incisive, puis nous soutenons les dents à leur place normale au moyen d'une gouttière en toile métallique de platine, doublée de gutta-percha.

Le malade s'en va chez lui avec une mentonnière maintenant bien le tout en place.

Nous ne conseillons pas de gargarismes ni rien qui oblige à ouvrir la bouche.

5 mars. — L'opéré, malgré une réaction inflammatoire très-vive, a bien reposé la nuit précédente; un enduit blanchâtre recouvre toute la région muqueuse; l'examen microscopique nous fait reconnaître une desquamation de l'épithélium; nous avons construit sur le petit modèle pris la veille un

porte-empreinte spécial avec lequel nous prenons un nouveau moulage, nous avons brisé ce nouveau modèle (1) à peu près au niveau de la fracture acquise sur le maxillaire, puis, faisant correspondre les dents avec celles du modèle représentant le maxillaire inférieur, nous avons recollé les fragments et retouché le modèle, et le soir même nous posons un appareil contentif en or et vulcanite maintenant bien l'affrontement des parties.

Nous conseillons des gargarismes et lotions émollientes en même temps que l'application continuelle de compresses au chlorate de potasse préconisées par Magitot.

12 mars. — Le patient se présente pendant mon absence; il dit se trouver beaucoup mieux et annonce qu'il reviendra.

26 mars. — La coïncidence d'une absence de ma part m'empêche de voir l'opéré, qui, depuis, n'est plus revenu.

Nous l'avons fait vainement chercher, n'ayant pas son adresse exacte; nous savions la rue qu'il habitait, mais non le numéro.

Nous ignorons s'il ne continuera pas de porter l'appareil contentif toute sa vie !

Cette observation serait particulièrement intéressante pour la reprise des connexions pulpaires, sur six dents, qui, pendant quarante-huit heures n'ont eu de vitalité que par la circulation collatérale et incomplète du tissu alvéolo-dentaire.

Obs. V. — **Réimplantation immédiate d'une première molaire inférieure gauche.**

Mᵐᵉ D..., vingt-six ans.

En commençant le traitement de la bouche dont nous avons aurifié la p'upart des dents, il était convenu que nous terminerions par l'avulsion de la première molaire inférieure gauche, à moins qu'une crise d'odontalgie ne précipitât ce dénoûment. — Nous proposons, au jour dit, la réimplantation qui est acceptée.

22 décembre 1885, deux heures vingt-cinq. — Extraction.

L'examen révèle deux sacs kystiques aux sommets; le reste des racines est normal. — Résection des sommets.

La cavité ainsi que les canaux sont obturés après nettoyage.

Trois heures quinze. — Réimplantation, difficulté à descendre la dent; nous conseillons des pressions digitales à son niveau.

23. — Pas de douleur, mais léger empâtement de la joue et du ganglion sous-maxillaire correspondant.

25. — Tout est revenu à l'état normal, la dent est un peu mobile.

28. — La dent est plus solide, l'opérée nous témoigne sa satisfaction et doit revenir dans un mois à moins de changement dans l'état.

14 janvier. — M. D... nous écrit que sa femme, gravement malade, est

---

(1) Procédé indiqué dans l'*Aide-Mémoire* ' *Chirurgien-Dentiste*. P. Dubois, Dʳ Aubeau et L. Thomas, professeurs à l'École dentaire

alitée, et qu'aussitôt relevée elle viendra nous remercier; le résultat est parfait, la dent réimplantée est aussi insensible que les contiguës.

Obs. VI. — **Réimplantation tardive d'une incisive médiane supérieure droite.**

Mᵐᵉ D..., vingt-qu[...]re ans.

L'incisive médiane [...]périeure droite obturée depuis des années au ciment donne lieu à des douleurs tantôt sourdes, tantôt lancinantes; notre cliente hésite entre la névralgie et l'odontalgie pour expliquer ces phénomènes périodiques.

La couronne de cette dent est absolument blanche; il est impossible de la distinguer des autres, tant à cause du ciment contenu à l'intérieur et qui modifie la transparence, qu'à cause de la résection coronaire interstitielle; les signes pathognomoniques de mortification de la pulpe manqueraient, si l'état actuel de la bouche ne nous donnait pas à réfléchir (tous les espaces interstitiels sont outrageusement limés); nous diagnostiquons : mortification de la pulpe compliquée de périostite chronique du sommet, consécutive au limage irrationnel.

Toutes les incisives, ainsi que les canines supérieures, ont été limées latéralement, en sorte que les dents, désormais sans caractère, paraissent être de petits carrés d'ivoire écartés les uns des autres, et donnent à la physionomie une expression *sui generis*.

Après des percussions répétées sur la dent que nous incriminons, nous finissons par placer une sangsue à la gencive au point correspondant; soulagement pendant quarante-huit heures.

La trépanation de l'organe à travers l'obturation laisse s'écouler un liquide fétide, et nous prouve la valeur de notre diagnostic, mais ne soulage pas l'opérée. Nous conseillons la réimplantation après traitement de la racine.

28 décembre 1885, midi 30. — Extraction facile; l'application de la cocaïne, qui nous avait merveilleusement réussi antérieurement sur ce sujet, pour l'avulsion compliquée d'une racine, reste ici sans effet.

Anatomie pathologique.—Dénudation du sommet sur une étendue d'un millimètre et demi; le tissu alvéolo-dentaire est granuleux, hypertrophié et injecté sur trois millimètres de longueur; il s'est déchiré pendant l'extraction; on en voit manifestement des lambeaux adhérents à la cloison alvéolaire.

La région membraneuse enflammée est circonscrite sur la racine par un espèce d'anneau mince circulaire de couleur grise qui se distingue très-bien par transparence. C'est la première fois que nous voyons ce phénomène, et le temps nous manque pour l'étudier minutieusement.

Mᵐᵉ D..., à qui nous avons fait plusieurs aurifications, nous demande de remplacer le ciment (converti actuellement en drainage) par des feuilles d'or.

Pansement et obturation du canal et reconstitution à l'or adhésif hors de la bouche.

Pendant cette opération préparatoire, Mᵐᵉ D... manifeste des craintes si vives au sujet du résultat final de la greffe, que malgré nous, nous en subis-

sous une pression relative, et pour nous laisser plus de surface membraneuse, nous ne réséquons qu'un millimètre et demi de la racine.

Réimplantation à deux heures quinze. — Douleur plus vive encore que pendant l'avulsion; nous accusons le périoste épaissi et granuleux de la partie supérieure; nous calmons avec la cocaïne; contentions avec le caoutchouc élastique qui produit une pression modérée; on voit la dent au travers.

29 décembre. — La nuit a été mauvaise; gonflement œdémateux de la lèvre supérieure au-dessous de la narine correspondante; ce contre-temps contrarie beaucoup l'opérée, qui veut aller au bal le surlendemain.

Deux sangsues placées au niveau de la racine; bains de pieds moutarde.

30 décembre. — La fluxion avortée est en voie de regression.

1 janvier 1886. — M⁰⁰ D..., éprouve des lancements dans la dent greffée; sur la gencive, au point correspondant au sommet, nous constatons une induration du volume d'un petit pois; un refroidissement a été gagné au bal de la veille.

Fistule artificielle capillaire du vestibule à l'alvéole; pas de liquide.

Même jour, cinq heures. — Périostite aiguë; une sangsue amène un peu de soulagement; nous ne pouvons pas obtenir de notre cliente qu'elle garde le repos.

5 janvier. — Cathétérisme de la fistule.

8 janvier. — La dent dépasse toujours le niveau des voisines; congestion gingivale correspondant à la racine; l'opérée, un peu pusillanime, s'oppose à l'agrandissement de la fistule; application de sangsues.

22 janvier. — La dent est encore un peu mobile, mais indolente; le niveau de la couronne est normal.

20 février. — Notre cliente nous consulte pour ce qu'elle appelle un bouton sur la gencive, c'est l'orifice de la fistule que nous avons pratiquée et par laquelle s'écoule un peu de pus; la dent est très-solide; ce suintement est sans importance et se tarira prochainement.

Obs. VII.— Réimplantation immédiate d'une première bicuspidée supérieure gauche.

M. N ..., dix-neuf ans, étudiant en droit, vient nous consulter pour des douleurs intolérables s'irradiant sur tout le côté gauche de la face. Depuis trois jours, insomnies, inappétence; la fluxion est imminente.

L'état actuel de la bouche est assez mauvais, eu égard à l'âge du sujet; du côté gauche supérieur, extractions multiples, et sur la totalité des dents restantes, obturations mal combinées et mal finies, laissant pénétrer les agents directs de la carie.

M. N... tient beaucoup à sa dent, très en vue lorsque les lèvres sont entr'ouvertes: il ne reste en arrière que la bicuspidée contiguë.

Nous diagnostiquons : Périostite chronique consécutive à une obturation intempestive, après traitement irrationnel à l'acide arsénieux; nous proposons la réimplantation, qui est acceptée avec enthousiasme.

2 janvier 1886, neuf heures trente. — Extraction; douleur très-vive calmée

Instantanément par la cocaïne. La racine est bifide, chaque sommet est surmonté d'une poche kystique que nous n'avons pas le temps d'analyser.

Résection des racines ; nettoyage antiseptique des canaux et de la cavité refaite méthodiquement ; obturations à l'amalgame.

Dix heures quarante-cinq. — Réimplantation ; douleur très-vive pendant deux minutes, calmée avec la cocaïne ; la dent est maintenue avec une bande élastique ligaturée aux dents contiguës ; antiphlogistiques.

3 Janvier. — La fluxion survenue pendant la nuit ne cause pas de douleurs. Desquamation épithéliale sur la gencive correspondante ; continuation du traitement.

5 Janvier. — La fluxion est disparue ; l'opéré est enchanté et doit revenir le lendemain.

12 février. — M. N..., qui n'est plus revenu, a reçu avis que nous comptions dégager notre responsabilité des suites de la greffe proprement dite, ainsi que des inconvénients du port trop prolongé de l'appareil (1).

Nous le revoyons ce jour ; la dent est très-solidement reprise dans l'alvéole et participe au même titre que les autres à la mastication.

OBS. VIII. — Réimplantation immédiate d'une première molaire inférieure droite.

N° 135 de la clinique dentaire du Dispensaire Martainville.

M. L. G..., onze ans.

Carie postérieure pénétrante de la première molaire inférieure droite ; ulcération partielle de la pulpe ; le stylet enfoncé dans le canal radiculaire postérieur ne descend pas à plus de la moitié de la longueur totale que nous supposons à la racine.

Vu l'âge du sujet, nous ne pouvons penser que le canal soit oblitéré par la dentine secondaire ; nous supposons que l'inflexion des racines arrête la sonde.

11 Janvier 1886, à neuf heures et demie, extraction au davier.

La dent présente l'inflexion des racines très-caractérisée, un des canaux, l'antérieur, laisse voir le tronçon de cordon vasculo-nerveux encore saignant ; le postérieur est plein de débris pulpaires.

Résection des racines à la limite de l'inflexion ; excision de la pulpe ; net-

(1) Nous croyons intéressant de signaler ici une observation relative aux ligatures dentaires. Il y a deux années, M. M... nous amena sa fille, âgée de treize ans environ, dont deux incisives supérieures, les médiane et latérale gauches, avaient subi une tentative de redressement.

On avait entouré ces deux dents, pour les rapprocher, avec un anneau en caoutchouc ; cette ligature orthopédique tout à fait défectueuse fut laissée longtemps ; quand on vint nous consulter, il était trop tard ; le tissu alvéolo-dentaire repoussé par le caoutchouc avait peu à peu disparu, l'ostéite consécutive avait nécrosé les alvéoles, le cément radiculaire, totalement éliminé par l'ostéite raréfiante, laissait la dentine sous-jacente baignée dans le pus.

...toyage antiseptique des canaux ; obturation de leur apex et de la cavité ; les arêtes vives sont ébarbées ; l'alvéole convenablement disposé.

Réimplantation à dix heures.

12 janvier. — L'opéré n'a pas souffert ; la dent est à son niveau normal.

16 janvier — Les choses suivent leur cours.

Obs. IX. — Réimplantation immédiate d'une première molaire inférieure droite.

N° 143 de la clinique dentaire du Dispensaire Martainville.

Mlle G. G..., vingt ans, sœur du précédent.

Carie pénétrante de la première molaire inférieure droite, compliquée de périostite.

Nous avons fait la veille à son frère une réimplantation de la dent homologue qui, pas plus que les suites, n'a causé de douleurs ; aussi la même opération nous est-elle demandée.

12 janvier 1880, à neuf heures. — Extraction au davier approprié ; à l'examen, nous remarquons une hypertrophie du périoste au sommet des racines ; résection de deux millimètres sur chaque racine ; ablation de la pulpe gangrenée et de ses prolongements ; pansement antiseptique de la cavité ; obturation de la cavité et des canaux ; les arêtes vives sont limées ; l'alvéole dégagé de caillots.

Réimplantation à neuf heures trente.

12 janvier. — Peu de réaction inflammatoire.

16 janvier. — Dent reprise ; presque pas de mobilité ; nous disons à l'opérée de revenir en cas de complications douloureuses.

Obs. X. — Réimplantation tardive d'une canine supérieure droite.

N° 146 de la clinique dentaire du Dispensaire Martainville.

Mlle H. B..., domestique, vingt-six ans, suit un traitement anti-rhumatismal (1).

Carie pénétrante de la canine supérieure droite ; fistule muqueuse vestibulaire s'oblitérant périodiquement ; douleurs lancinantes correspondant à cette époque.

Le sujet nous confie ses appréhensions pour le résultat final de l'extraction ; toutes les tentatives d'avulsions pratiquées jusqu'à ce jour sur elle pour d'autres dents malades n'ont abouti à aucun bon résultat ; séquestres alvéolaires emportés ; dents brisées ; hémorragies : tel est le bilan qu'elle possède actuellement. Elle nous manifeste le désir de garder sa dent, si cela est possible.

19 janvier 1880, neuf heures. — Extraction au davier approprié.

L'opération est très-laborieuse ; ce n'est qu'au bout de plusieurs minutes

(1) Sujet présenté à la Société de Médecine.

que nous réussissons à rompre toutes les adhérences radiculaires d'avec l'alvéole.

La racine est fort longue ; l'extrémité retournée en crochet possède en cet endroit une petite tumeur kystique ; le canal radiculaire est infecté par les débris de pulpe mortifiée.

Sur la face dorsale de la racine, une petite lamelle osseuse de cinq à six millimètres de long sur un de large adhère au tissu alvéolo-dentaire ; elle est venue avec la dent pendant l'avulsion.

L'hémorragie est abondante ; en même temps, des circonstances indépendantes de notre volonté nous forcent à remettre le traitement. Nous pratiquons le tamponnement de l'alvéole et il est convenu que l'opérée viendra à notre cabinet pour se faire remettre sa dent.

Après l'ablation de l'esquille alvéolaire, la racine a été réséquée à l'endroit convenable, et le canal, après avoir subi un nettoyage antiseptique, est obturé à l'amalgame ainsi que la cavité.

Onze heures et demie. — Réimplantation précédée d'un badigeonnage à la cocaïne dans l'alvéole. Nous maintenons la canine à l'aide d'une bande de caoutchouc mince, percée de trous en regard des dents voisines ; deux ligatures aux extrémités. Nous recommandons une alimentation liquide.

20 janvier (à notre cabinet). — Empâtement de la région ; rougeur de la gencive ; peu de douleurs ; on perçoit très-bien au toucher l'hiatus alvéolaire ; emploi des compresses permanentes au chlorate de potasse.

22 janvier (Clinique). — Nous trouvons la fistule mal établie ; nous en pratiquons une nouvelle avec un trépan *ad hoc*, monté sur le tour de White ; il en sort une collection de liquide séro-purulent.

23 janvier. — Cathétérisme de la fistule ; il s'écoule encore un peu de liquide ; la gencive perd sa coloration foncée et devient normale.

25 janvier. — Nous retirons l'appareil, dont les ligatures sont un peu douloureuses.

18 février. — La dent est consolidée parfaitement ; le sujet nous demande de pratiquer la même opération sur la dent voisine. (V. Obs. XV.)

Obs. XI. — **Réimplantation tardive d'une première molaire supérieure gauche.**

M. J...., vingt-deux ans (1), interne à l'Hospice-Général.

La plupart des dents sont aurifiées ; la première molaire supérieure gauche a été obturée il y a deux ans à l'aide d'une substance non conductrice, après un traitement approprié à la carie de troisième degré, avec conservation de la pulpe ; la dent est indolente depuis cette époque ; il a été toutefois impossible d'observer sa coloration par suite de la perte de substance normale remplacée par une volumineuse obturation.

Au moment où nous sommes consulté, une énorme fluxion survenue la nuit a envahi le côté gauche de la face ; la molaire obturée est sensible à

____

(1) Sujet présenté à la Société de Médecine.

la percussion et présente un peu de mobilité ; nous diagnostiquons : mortification spontanée de la pulpe et périostite consécutive.

L'extraction suivie de réimplantation nous est demandée.

1er février, midi cinquante. — Avulsion au davier approprié.

Le pus s'échappe avec le sang par l'alvéole béant. Chacune des trois racines présente au sommet un kyste dont le plus volumineux siège à la racine palatine. Le reste du tissu alvéolo-dentaire ne présente rien d'anormal sur l'étendue des racines jusqu'au collet.

Nous pensons que notre erreur de diagnostic (mortification spontanée de la pulpe) provient du manque d'indication de douleurs antérieures que l'opéré a passées sous silence, étant assez réfractaire à la souffrance.

Injection antiseptique dans l'alvéole qui n'offre aucun signe d'ostéite. La dent subit hors de la bouche la résection des trois racines au niveau de l'affection ; elle est obturée à l'amalgame dans toutes ses parties après un nettoyage des canaux et de la cavité.

Nous maintenons l'organe dans les conditions favorables à la survie pendant deux heures quinze minutes. Pendant ce temps, irrigations tièdes de l'alvéole.

Trois heures un quart. — Réimplantation, douleur vive mais fugace, contention au moyen d'une bande élastique percée de trous *ad hoc* ; deux ligatures.

3 février. — La fluxion a disparu, pas de douleurs, mobilité de la dent.

9 février. — Même état des parties ; les ligatures causent une légère périostite sur les dents qui les supportent. Nous enlevons les fils et l'appareil.

20 février. — Tout est à l'état normal, mais la mobilité de la dent existe toujours.

Obs. XII. — **Réimplantation immédiate d'une première bicuspidée inférieure droite.**

Sœur M.-N.... dix-neuf ans, religieuse d'Ernemont.

La première bicuspidée inférieure droite donne des douleurs lancinantes perçues dans toute la région correspondante ; elle est atteinte d'une carie pénétrante compliquée de périostite chronique.

Après avoir fait une vingtaine d'obturation...... proposons pour cette dernière dent une réimplantation qui est acce...

11 février 1886, dix heures. — Extraction, douleurs vives calmées spontanément par la cocaïne.

Le tissu alvéolo-dentaire est épaissi et injecté sur la face radiculaire antérieure ; la face postérieure est restée presque en totalité dans l'alvéole ; résection du sommet dénudé, pansement et obturation du canal et de la cavité après ablation pulpaire.

Onze heures. — Réimplantation.

Nous conseillons les malaxations digitales et l'emploi de teintures d'iode et d'aconit pour les jours suivants.

18 février. — Nous revoyons l'opérée qui, très-réfractaire aux manifestations douloureuses, n'a pas employé la prescription.

La dent est très-mobile, quoique la racine soit relativement fort longue; desquamation épithétiale, la pression digitale exercée de bas en haut fait sourdre le pus au collet de la dent. Nous pratiquons une fistule artificielle allant du vestibule à l'alvéole et correspondant au sommet radiculaire. Même ordonnance que plus haut.

25 février. — La dent ne cause plus de sensibilité, mais l'état local n'est pas meilleur : la fistule était capillaire, elle s'est cicatrisée ; nous l'agrandissons. Cathétérisme et ignipuncture.

8 avril. — La pression ne fait plus sourdre de pus, et la dent a repris beaucoup de solidité, quoiqu'elle laisse encore à désirer sous ce rapport. Douleurs nulles.

Obs. XIII. — Réimplantation tardive d'une deuxième bicuspidée supérieure gauche.

M. L..., dix-neuf ans, élève en Sorbonne.

La deuxième bicuspidée donne souvent des abcès s'ouvrant généralement dans le vestibule ou se terminant par résolution. Il ne reste de la couronne que la paroi postérieure. Une carie pénétrante a mortifié la pulpe, et, consécutivement, donné cette périostite à répétition.

13 février, quatre heures. — Extraction au davier.

La racine est dénudée sur une étendue de quatre millimètres.

Résection du sommet pathologique et commencement de traitement interrompu par des circonstances indépendantes de notre volonté.

Cinq heures. — Cathétérisme de la fistule vestibulaire, lavage antiseptique de l'alvéole et réimplantation ; maintien de la dent à l'aide d'une bande élastique *ad hoc*.

15 février. — Nous voyons l'opéré à Paris, dans le cabinet d'un de nos confrères. — Suppuration et mobilité ; la dent est indolente.

Nous pratiquons le cathétérisme de la fistule et l'ignipuncture.

25 février. — L'opéré nous écrit que la dent est indolente, mais *qu'il n'y aurait pas besoin d'un cyclone pour la renverser*; il compte venir à Rouen prochainement.

6 mars. — M. L... nous rend visite. La dent s'est consolidée depuis sa lettre, et si la dent est encore un peu mobile, cela tient :

1° A la perte importante de substance ;

2° A ce que l'opéré mange spécialement sur ce côté, le côté droit manquant de rencontre suffisante ;

3° A ce qu'aucun appareil contentif n'immobilise l'organe depuis le 15 février.

Nous espérons que la consolidation, pour être tardive, n'en sera pas moins complète.

Obs. XIV. — Réimplantation tardive d'une deuxième molaire inférieure droite.

Sœur H.. , vingt-cinq ans, religieuse des Sacrés-Cœurs.

Carie pénétrante de la deuxième molaire inférieure droite, gangrène de la pulpe, infection des canaux.

Par suite de circonstances indépendantes de notre volonté, nous ne pouvons voir la sœur H... que tous les huit jours ; nous n'osons commencer un traitement des canaux, susceptible d'amener des complications en quarante-huit heures.

18 février 1886. — Extraction à midi quarante-cinq.

La sœur H... nous a amené plusieurs élèves dont nous aurifions les dents ; nous proposons à l'une d'elles une extraction future suivie de réimplantation.

Sœur H... demande si cette opération pourrait lui être faite. Sur notre affirmation, elle manifeste le désir que sa dent lui soit restituée.

Trois heures et demie. — Réimplantation, après avoir fait subir à la dent que nous avons retrouvée le traitement approprié.

25 février. — La dent n'a pas fait souffrir et est presque consolidée.

Obs. XV. — Réimplantation immédiate d'une bicuspidée supérieure droite.

N° 146 de la clinique dentaire du dispensaire Martainville.

Mlle H. B..., citée obs. X.

La carie pénétrante de la bicuspidée supérieure droite a causé antérieurement, avec la canine, des douleurs lancinantes dans la région.

20 février 1886, neuf heures et demie. — Extraction.

La racine présente une dénudation au sommet ; le tissu alvéolo-dentaire est épaissi et injecté.

Résection du sommet, après pansement approprié ; obturation du canal et de la cavité à l'amalgame.

Dix heures. — Nous ouvrons une fistule artificielle allant du vestibule au fond de l'alvéole et réimplantons la dent.

Nous faisons serrer les mâchoires en nouant autour de la tête une forte mentonnière.

21 février. — La gencive est boursouflée, comme spongieuse. Nous pratiquons l'ignipuncture, qui est perçue assez douloureusement ; compresses tièdes au chlorate de potasse.

26 février. — La consolidation est complète ; l'opérée ne fait pas de différence avec les autres dents.

Obs. XVI. — Réimplantation tardive d'une troisième molaire supérieure droite.

Mme D.... trente-deux ans.

Carie serpigineuse de deuxième degré ; inaccessible.

État actuel de la bouche : la plupart des dents sont aurifiées.

À la mâchoire supérieure, la première molaire droite manque; la deuxième est obturée; la troisième, cariée, a subi une tentative infructueuse d'oblitération à la gutta-percha.

À la mâchoire inférieure, la première molaire est aurifiée; la deuxième manque; la troisième s'est peu à peu rapprochée de la ligne médiane et s'articule avec la dent de sagesse supérieure, où se centralise maintenant le mouvement masticatoire.

Notre professeur de l'École dentaire de Paris, M. Poinsot, nous ayant recommandé cette dame, nous cherchons dans la première séance à placer un pansement dans cette dent; nos efforts sont vains, par suite d'une carie mal délimitée dans la partie visible; de plus, la bouche est très-petite, et fournit une abondante salivation; les téguments de la joue viennent brider contre la dent quand la bouche est ouverte. La dentine hyperestesiée se refuse à tout attouchement.

Nous déclarons à Mᵐᵉ D... que les ressources de la thérapeutique actuelle sont insuffisantes pour traiter cette dent en place.

Il faut choisir entre : 1° laisser la dent en l'état; 2° l'avulsion de l'organe, suivie ou non de réimplantation.

Notre cliente tient beaucoup à ses dents et accepte la dernière proposition; comme la dent paraît fragile, nous provoquons un ébranlement préalable à l'aide d'un morceau de caoutchouc serré entre elle et la deuxième molaire.

23 février 1886, onze heures. — Extraction au davier.

Nous calmons instantanément la douleur par une application de cocaïne.

Nous constatons la bifidité de la racine.

La couronne présentait sur la face externe une carie du collet; celle-ci s'étend en nappe sur toute la face antérieure, qui était cachée sur place par la deuxième molaire.

L'émail est friable; la dentine, comme une masse spongieuse, est ramollie jusqu'à la cavité pulpaire. Nous enlevons les deux tiers environ de la totalité de la couronne. Obturation à l'amalgame des canaux et cavité, après excision préalable de la pulpe et de ses prolongements; afin d'éviter la douleur pendant la réimplantation, nous réséquons un millimètre au sommet de chaque racine.

Midi trente. — Les essais de réimplantation sont stérilisés par la tendance de la dent à sortir de son alvéole. Nous prenons un moulage des deux mâchoires et renvoyons l'opérée, qui va copieusement déjeuner, tandis que la dent est maintenue à la cave dans l'air confiné.

Deux heures et demie. — Réimplantation définitive de l'organe, maintenu par un appareil contentif en toile de platine et gutta-percha embrassant la tubérosité du maxillaire jusqu'à la canine (côté opéré).

Six heures. — L'appareil indiqué ci-dessus est remplacé par un autre plus solide et mieux ajusté, en caoutchouc durci; pas de douleur ni rien à signaler.

7 avril. — La dent fonctionne comme les voisines.

Obs. XVII. — **Réimplantation tardive d'une première bicuspidée supérieure gauche.**

Mlle J..., quinze ans.

Nous avons aurifié la plupart des dents incisives et molaires, tant supérieures qu'inférieures, réservant l'extraction suivie de réimplantation de la première bicuspidée supérieure gauche pour la fin de notre traitement.

Cette dent a causé plusieurs fluxions : une grande perte de substance de la couronne a permis à la gencive de s'introduire et d'y développer une production polypeuse.

6 mars 1880, dix heures. — Extraction ; le polype est amené avec la dent. L'examen de la racine révèle une dénudation du sommet sur une étendue de deux millimètres ; le reste du tissu alvéolo-dentaire est en assez bon état, sauf sur la face postérieure, où il est injecté et granuleux.

L'avulsion fait découvrir sur la face antérieure de la couronne de la deuxième bicuspide une carie profonde, masquée jusqu'alors par le polype ci-dessus mentionné, que nous aurifions séance tenante.

Onze heures et demie. — Réimplantation, sans appareil contentif, de la dent dont la portion radiculaire morbide a été réséquée et les canaux et cavités obturés après pansements appropriés ; douleurs légères. Nous congédions l'opérée, à laquelle nous conseillons les compresses au chlorate de potasse.

7 mars. — Le père de Mlle J... est venu pendant notre absence nous dire que sa fille est indisposée par des douleurs de tête attribuées à la réimplantation.

12 mars. — La dent a repris ses connexions ; un peu de sensibilité incommode le sujet pendant la pression digitale exercée de bas en haut.

Nous pratiquons l'ignipuncture et ordonnons les badigeonnages de teinture d'iode.

29 mars. — La dent est parfaitement consolidée.

Obs. XVIII. — **Réimplantation immédiate d'une deuxième bicuspidée supérieure droite.**

M. J..., trente-trois ans, adjudant au 24e de ligne.

Nous sommes consulté au sujet d'une deuxième bicuspidée supérieure droite qui provoque depuis longtemps des fluxions, et plus récemment des insomnies.

La dent présente une carie pénétrante sur la face postérieure, compliquée de périostite chronique.

Toutes les autres dents sans exception sont en bon état. Nous proposons la réimplantation.

6 mars 1880, trois heures. — La dent est avulsée au davier approprié.

Résection de deux millimètres de la portion radiculaire dénudée, nettoyage et obturation du canal et de la cavité.

Trois heures et demie. — Réimplantation précédée du traitement alvéolaire approprié.

8 mars. — L'opéré vient se plaindre qu'il ne peut pas encore manger sur la dent réimplantée l'avant-veille !

Nous constatons la reprise des connexions; tout est dans l'ordre et suit son cours normal.

Nous exhortons M. J... à prendre patience.

Obs. XIX. — Réimplantation immédiate d'une racine de première bicuspidée supérieure droite surmontée d'une couronne naturelle rapportée artificiellement.

M⁰ A..., dix-huit ans.

La première bicuspidée a été traitée il y a environ un an; depuis son obturation, la dent a donné des abcès continuels. La douleur, nulle pendant certains moments, se réveille dans d'autres avec exacerbations jusqu'à ce que la couronne disparaisse enfin brisée pendant la mastication.

Nous sommes consulté pour remplacer cette dent; toutefois, le désir nous est manifesté de ne pas avoir dans la bouche d'appareil prothétique visible.

L'auscultation et l'examen des canaux nous font diagnostiquer la bifidité de la racine, avec périostite chronique sur chaque sommet. Il nous est impossible en l'état de songer à placer une dent à pivot.

Pour satisfaire au désir de notre cliente, qui ne veut pas de pièce, nous proposons l'extraction suivie de réimplantation après traitement, les racines devant être surmontées d'une couronne naturelle maintenue par des tenons.

Prise de l'empreinte donnant la direction des canaux et ajustement d'une couronne naturelle sur le moulage et l'articulation.

24 mars, neuf heures. — Extraction précédée de l'emploi de la cocaïne combinée avec la pulvérisation d'éther (1). Douleur légère.

Anatomie pathologique. — Les racines très-divergentes présentent à leur extrémité un kyste volumineux, le décollement du tissu alvéolo-dentaire s'étend à deux millimètres au-dessous de ces productions, les canaux sont remplis en partie par les débris pulpaires.

Résection de trois millimètres de chaque racine, ajustement de la couronne et scellement après nettoyage antiseptique préalable, obturation des canaux du côté de l'apex.

Dix heures. — Réimplantation; douleur nulle.

La dent se distingue seulement des autres par une couleur plus blanche, sa dimension est exacte, et l'introduction entre les couronnes voisines a donné quelque peine.

Nous jugeons tout appareil contentif inutile.

26 mars. — Un léger empâtement, aujourd'hui en voie de régression, est survenu la nuit qui a suivi l'opération.

Nous constatons l'injection de la gencive et une périostite subaiguë. — Application d'une sangsue.

7 avril. — La dent a repris sa solidité.

(1) Méthode du D' Aubeau, professeur d'anesthésie à l'École dentaire de Paris.

Obs. XX. — Réimplantation immédiate d'une première bicuspidée inférieure droite.

Sœur G..., quarante-et-un ans, des Sacrés-Cœurs, vient nous consulter pour une première bicuspidée inférieure droite, déjà traitée antérieurement sans succès ; plusieurs fluxions se sont produites, puis l'obturation est tombée ; la dent a continué de se carier et donne des poussées avec exacerbation. Toutefois, la religieuse désire garder cette dent.

25 mars, trois heures. — Extraction au davier. Résection du sommet dénudé, nettoyage antiseptique et obturation du canal et de la cavité carieuse.

Trois heures et demie. — Réimplantation sans que la sœur G... ait même conscience de l'opération.

6 avril. — La dent est parfaitement reprise.

Obs. XXI. — Réimplantation immédiate d'une première bicuspidée inférieure droite.

M. D..., vingt ans, à Angerville-Bailleul.

Nous avons obturé la plupart des dents de M. D..., dont la joue gauche a été dernièrement le siège d'un abcès consécutif à la périostite chronique d'une racine de bicuspidée du même côté.

L'avulsion de cette racine avait été particulièrement laborieuse, et l'abcès ayant continué d'évoluer malgré la disparition de la racine, notre malade, alors à Rouen, s'était fait ouvrir l'abcès par un chirurgien. M. D... craint fort que la dent homologue ne lui cause les mêmes accidents.

Après examen, nous diagnostiquons une périostite chronique du sommet.

25 mars, quatre heures. — Avulsion au davier approprié.

Nous craignions de rencontrer la difficulté que nous avions surmontée dans l'extraction de la racine du côté opposé, mais la dent est venue relativement facilement.

L'examen nous révèle un kyste périostique du volume d'un pois. Le tissu alvéolo-dentaire est décollé sur une étendue de trois millimètres.

Résection d'environ quatre millimètres, traitement approprié du canal et obturation métallique.

Ouverture d'une fistule artificielle allant du vestibule à l'alvéole.

Quatre heures et demie. — Réimplantation.

1er avril. — Nous recevons une lettre de M. D... nous annonçant que la dent est raffermie et qu'il n'en souffre plus.

Obs. XXII. — Réimplantation immédiate d'une molaire supérieure gauche.

N° 146 de la Clinique dentaire du Dispensaire Martainville.

Mlle H. B..., citée obs. X et XV (1).

____

(1) Sujet présenté à la Société de Médecine.

Une carie pénétrante de la molaire supérieure gauche a gangrené la pulpe et ses prolongements. Il nous est impossible à la Clinique d'opérer des traitements de canaux, traitements fort longs à exécuter et que la majorité des personnes fréquentant le Dispensaire seraient forcées de suspendre à cause de la perte de temps préjudiciable à leurs intérêts.

Nous avons déjà fait deux réimplantations au sujet qui nous demande la même opération pour cette molaire.

29 mars, neuf heures. — Avulsion au davier approprié.

Les racines sont très-divergentes et très-longues ; nous réséquons (après traitement et obturation) trois millimètres de la racine postéro-externe.

Comme cette ablation serait insuffisante pour permettre l'entrée de la dent dans l'alvéole, nous pratiquons une résection oblique de la racine palatine sur une étendue d'environ quatre millimètres.

Neuf heures et demie. — Réimplantation qui s'opère laborieusement.

Le malade a un peu de prostration, non des suites de l'opération en elle-même qui n'a pas été très-douloureuse, mais à cause de l'appréhension que lui causait ce travail sur une dent (*de l'œil*).

9 avril. — La dent est raffermie dans son alvéole.

Obs. XXIII. — **Réimplantation immédiate d'une première molaire inférieure droite.**

Mlle A. B..., vingt ans, bonne constitution.

La première molaire inférieure droite a été le siège d'une carie envahissant toute la couronne ; après une transformation en carie sèche, elle a subi de nouveau sur un point une nouvelle inflammation qui a mis la pulpe à découvert.

Le jour où nous sommes consulté, la dent est douloureuse à la pression et offre tous les signes pathognomoniques de la périostite ; nous proposons l'extraction suivie de restitution.

29 mars, une heure et demie. — Avulsion au davier approprié.

Résection d'un millimètre de chaque sommet dénudé,

Nettoyage des canaux et de la cavité ; obturation métallique.

Deux heures. — Réimplantation.

30 mars. — Léger empâtement de la joue correspondante ; la nuit a été bonne ; la douleur est à peu près nulle, sauf pendant les repas.

31 mars. — La gencive est normale ; tout suit son cours.

7 avril. — La dent est complètement raffermie.

Obs. XXIV. — **Réimplantation tardive d'une incisive latérale supérieure gauche.**

Mme P..., quarante-et-un ans.

Nous sommes consulté pour une incisive latérale supérieure gauche traitée à l'acide arsénieux il y a dix-huit ans ; cette dent entretient sur la région un empâtement et une douleur vague que nous attribuons à une périostite du sommet. Un orifice fistuleux s'ouvre au-dessus du bord gingival et est encore en pleine activité. La région conserve la trace d'autres orifices refermés.

29 mars, quatre heures.—Avulsion au davier approprié; nous avons pratiqué l'anesthésie locale au moyen de la cocaïne et la pulvérisation d'éther combinés.

Examen pathologique : La racine est surmontée d'un kyste du volume d'un gros pois; le tissu est décollé sur une étendue de deux millimètres et injecté et granuleux immédiatement au-dessous.

En pratiquant la résection radiculaire, la dent s'échappe d'entre les linges, projetée violemment en l'air

Nos recherches pendant une heure sont vaines ; enfin, une personne assistant à l'opération la retrouve dans ses vêtements.

Après nettoyage antiseptique du canal, nous l'obturons ainsi que la dent dont l'ancien plombage présentait des solutions de continuité.

Nous ouvrons largement la fistule.

Six heures. — Réimplantation.

Nous maintenons la dent à l'aide d'une ligature élastique.

31 mars. — Cathétérisme de la fistule.

5 avril. — Tout suit son cours; la réunion est acquise.

Obs. XXV. — Réimplantation immédiate d'une incisive latérale inférieure droite.

Mᵐᵉ F.. , vingt-neuf ans.

La plupart des dents sont aurifiées; l'incisive inférieure droite, dont l'obturation ne laisse rien à désirer, est le siège de douleurs insupportables quand Mᵐᵉ F... change de lieu et que la température n'est pas égale. Nous diagnostiquons : périostite consécutive à la mortification de la pulpe, mortification causée par une obturation trop rapprochée de la pulpe dentaire.

Nous ne pouvons trépaner directement la dent, qui est très-sensible à la pression; le traitement consécutif demanderait des soins assidus, que Mᵐᵉ F... n'a pas le temps de recevoir en ce moment, par suite de circonstances particulières.

Les succès constants que nous ajoutons chaque jour à nos opérations de greffe nous autorisent, ici, à la proposer.

30 mars. — Cinq heures. — Extraction, au davier approprié, pendant une anesthésie locale.

Résection du sommet enflammé et injecté, extirpation de la pulpe et obturation du canal.

Cinq heures et demie. — Réimplantation.

7 avril. — La reprise est obtenue et le succès assuré.

Obs. XXVI. — Réimplantation immédiate d'une molaire inférieure droite.

M. M..., treize ans.

Est amené par son père à notre cabinet, pour lui aurifier plusieurs dents; la première molaire inférieure droite, profondément cariée, est incurable sur place, en ce sens que sa couronne, détruite au-dessous de la gencive, en certains endroits, ne laisse pas espérer la durée d'une obturation.

3 avril, trois heures. — Extraction au davier.

Préparation de la cavité, nettoyage des canaux et obturation à l'amalgame.

Réimplantation à trois heures et demie. Les racines longues et divergentes rendent l'opération laborieuse.

5 avril. — Légère fluxion sur le côté correspondant; douleurs nulles.

7 avril. — Disparition de la fluxion ; l'opéré continue les badigeonnages iodés prescrits.

10 avril. — La consolidation s'effectue.

INDEX BIBLIOGRAPHIQUE.

ALBUCASIS, Al Tassrif, 1100 : De Chirurgia arabice et latine cura Auxonii 1778, traduct. Leclerc, Paris, 1861. — A. PARÉ : Œuvres complètes, 1575; édition de Malgaigne, 1811. — J. HUNTER : Traité des Dents, 1771, traduct. Richelot, Paris, 1863. — BOURDET : L'Art du Dentiste, Paris, 1757. — JOURDAIN : Réflexions et Observations sur l'Art du Dentiste, Paris, 1761. — P. FAUCHARD : Le Chirurgien-Dentiste, Paris, 1786. — DELABARRE : Extract. et Réimpl. d'une Dent. In annal. du Cercle médical, 1820. — BLANDIN : Des Dents, thèse de concours, Paris, 1838. — J. et Ch. TOMES : Chirurgie dentaire, traduct. Darin, Paris, 1848. — ALQUIÉ, de Montpellier : Extract. et Réimpl. d'une Dent après résection. In Bullet. de Thérap., mai 1850. — PIETKIEWICZ : De la Périostite alvéolo-dentaire, Paris, 1876. — DAVID : Etude sur la Greffe dentaire, thèse, Paris, 1877. — MILNE-EDWARDS : Leçons sur la Physiologie et l'Anatomie de l'Homme et des Animaux, Paris, 1857. — OLLIER, de Lyon : De la Production artificielle des os au moyen de la transplantation du périoste et des greffes osseuses. Mém. de la Soc. de Biologie, 1858, et Comptes rendus même Société, 1859. — P. BERT : Greffe animale, th., Paris, 1863. — MAUREL : De la Pulpite aiguë et chronique, th., Paris, 1863. — MITSCHERLISCH : De la Réimplantation des Dents, Arch. génér. de Médecine, 1864, t. 678. — MAGITOT : Note sur deux cas de Réimplantation des Dents. In Arch. gén. de Méd., 1865. — PHILIPPEAUX : Société de Biologie, 11 oct. 1869. — COLEMAN et LYONS : Replantation of theeth. transact., London, 1870. — G. MARTIN : De la durée de la vitalité des tissus et des conditions d'adhérence des restitutions et transplantations cutanées, Thèse de Paris, 1873. — HARRIS et AUSTEN, traduct. Andrieux, Paris, 1874. — DOP : Obs. de Réimplantation de Dents cariées, Toulouse, 1876. — MAGITOT : Etude sur le Développement et la Structure des Dents humaines, th., Paris, 1857. — PIETKIEWICZ : De la Valeur et de l'Emploi de certaines anomalies du système dentaire, Soc. de Biologie, 1878. — MAGITOT : Réponse à une note de M. Pietkiewicz. In Comptes rendus et Mémoires même Société, 1878. — HORWATH, de Kief : De l'Influence du mouvement et du Repos dans les phénomènes de la vie. In Comptes rend. et Mém. Soc. de Biologie, 1878. — DAVID : De la Greffe dentaire. In Comptes rendus de l'Acad. des Sciences, 6 janv. 1879. — MAGITOT : De la Greffe chirurgicale dans ses applic. à la thérap. de certaines lésions de l'appareil dentaire. In Comptes rendus et Mém. de la Soc. de Chirurgie, 1879. — REDIER, de Lille : Greffe dentaire par transplantation. In Journ. des Sc. médic., 1879. — DAVID : De la Greffe dentaire, Exposé et Observations, extr. du Journ. de Thérapeutique, mai 1880. — NOTTA, de Lisieux : Guérison d'une fistule dentaire par la section de la racine et la greffe. In Union médicale, 1880. — PRADIER : Greffe dentaire. In Journ. des Sc. médic. de Lille, 1880. — MARTIN : De la Trépanation des extrémités radiculaires des dents appliquée au trait. de la périoste chron. In Lyon médic., janvier 1881. — POINSOT : Cas d'ablation d'un kyste folliculaire et Réimplantation. Odontologie, juin 1881. — MALASSEZ : Note sur la Pathologie des kystes dentaires, dits périostiques. Biologie, 1883. — AGUILHON : Vaisseaux sanguins des racines dentaires. Comptes rendus de l'Assoc. scientifique, avril 1884. — P. DUBOIS, Drs AUBEAU et THOMAS : Aide-Mémoire du chirurgien-dentiste, Paris 1885. — LEWETT : Réimplantation. Société d'Odontologie de Paris, janv. 1885. — DAVID : Kystes périostiques et Abcès dentaires, leurs analogies et leurs différences. Odontologie, avril 1885. BOURNEVILLE et BRICON : Manuel des Autopsies, 1885. — BRASSEUR : Encyclopédie internationale. Art dent., 1886.

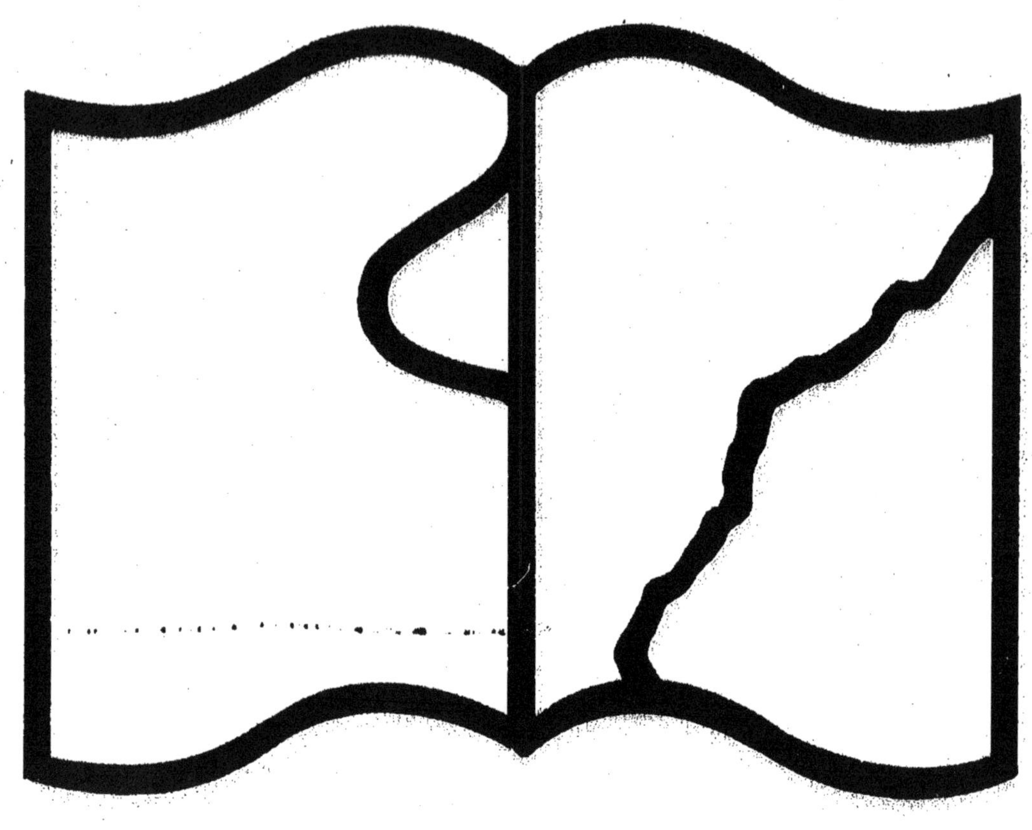

Texte détérioré — reliure défectueuse

NF Z 43-120-11